EL LIBRO
DE LA
ARTRITIS REUMATOIDE

BONIFACIO ÁLVAREZ LARIO

Médico Especialista en Reumatología

EL LIBRO
DE LA
ARTRITIS REUMATOIDE

(Manual para el paciente)

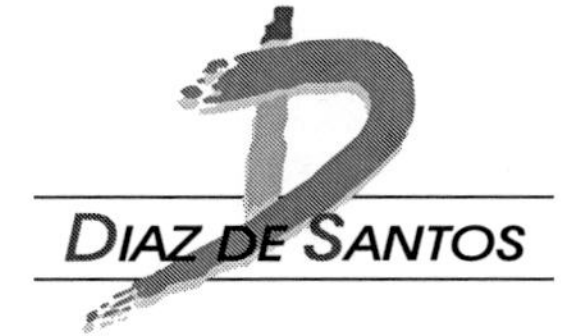

© Ediciones Díaz de Santos, S. A.
Doña Juana I de Castilla, 22
28027 MADRID

Internet: http://www.diazdesantos.es/ediciones
E-mail: ediciones@diazdesantos.es

ISBN: 84-7978-581-0
Depósito legal: M. 26.643-2003

Diseño de cubierta: Ángel Calvete
Encuadernación: Rústica-Hilo, S. L.
Fotocomposición e impresión: Fernández Ciudad, S. L.

Impreso en España

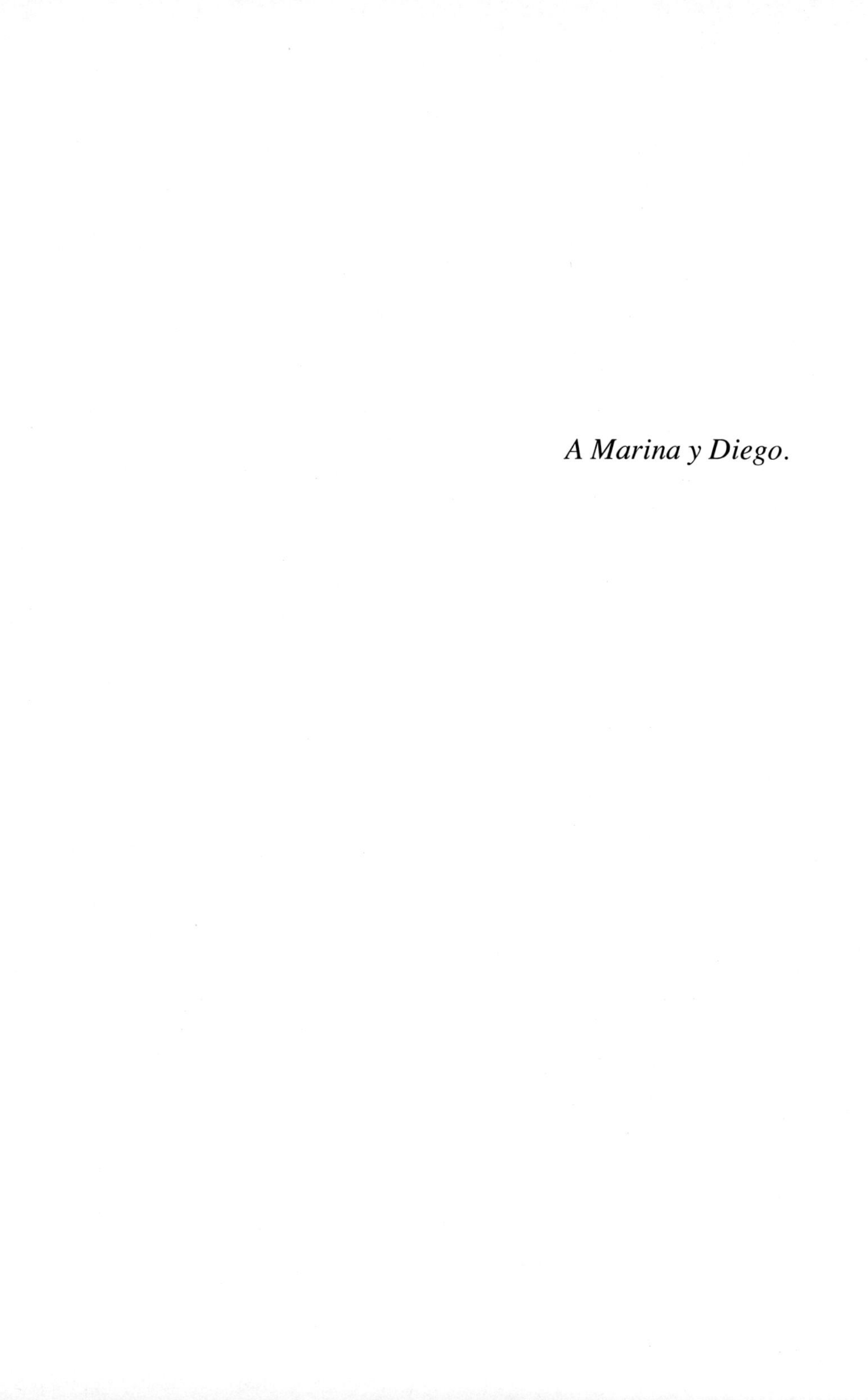

A Marina y Diego.

Índice

Parte segunda
CUIDADOS PERSONALES EN LA ARTRITIS REUMATOIDE

Prólogo

Cuando el Dr. Álvarez Lario me comentó que había pensado en mí para escribir el prólogo de su libro, le expuse mis objeciones. Los prólogos los suelen hacer autoridades en la materia, con fama reconocida, para dar cierto prestigio al libro. Me contestó que yo, como él, me pasaba el día viendo y tratando pacientes con artritis reumatoide y que, precisamente por eso, era el médico más adecuado para valorar su libro. Escribir este prólogo es un honor para mí, que como mérito sólo puedo aportar el haber infundido ánimos y comentado algunos contenidos mientras era testigo del esfuerzo que el autor realizaba.

La información del paciente respecto a su enfermedad es un aspecto clave en la actividad médica actual. Su protagonismo ha aumentado en los últimos años y continuará haciéndolo en años venideros. Además de ser uno de los pilares en los que debe sustentarse la relación médico-paciente para que ésta sea buena y eficaz, la información está contemplada en la Ley General de Sanidad como uno de los derechos principales de los ciudadanos en relación con su salud. Pero, sobre todo, los médicos estamos convencidos de que los pacientes bien informados tienen más posibilidades de evolucionar mejor.

Sin embargo, en la práctica sigue habiendo muchas circunstancias que limitan la disponibilidad de información por parte del paciente y las posibilidades del médico de ofrecerla. Por una parte, están las dificultades de comunicación entre pacientes y médicos, a la que no es ajena la escasez de tiempo en las consultas médicas. En otro extremo cabría situar el caudal ingente de información disponible en Internet, siendo misión casi imposible para el profano discernir los contenidos veraces y útiles, de los incorrectos, tendenciosos y hasta interesados, que ofrecen remedios casi mágicos, y no siempre libres de costes. Por otra parte, el acervo pseudocultural y tradicional relacionado con los problemas de salud, especialmente en campos como el de la reumatología, favorece la persistencia de creencias carentes de rigor científico, que no sólo dan pábulo a la oferta de curas y remedios al margen del sistema sanitario, generalmente inútiles y muchas veces caros. Además, lo que muchas veces es aún peor, se llega a considerar que el tratamiento con fármacos está lleno de peligros, sin alcanzar a comprender que éstos realmente son nuestros mejores aliados y no nuestros enemigos, como recalca el autor en el texto. Por último, no es desdeñable el papel de los medios de comunicación que ofrecen abundante información médica, en ocasiones útil, pero que frecuentemente caen en la tentación de magnificar las noticias y así presentan una enfermedad como de una gravedad y pronóstico extremos, sumiendo en el abatimiento a algunos pacientes, o bien, informan de descubrimientos terapéuticos aparentemente revolucionarios que en la práctica sólo hacen albergar esperanzas infundadas y pueden originar frustración en el paciente que, desorientado, ya no sabe a quién hacer caso.

Este libro es importante porque ha conseguido integrar la mayoría, sino todos, los aspectos relevantes, en la práctica, para el paciente con artritis reumatoide. Desde conceptos teóricos sobre los mecanismos de la enfermedad y sus tratamientos hasta las recomendaciones más prácticas, incluyendo las reiteradas invitaciones a utilizar el sentido común. No puedo destacar ningún capítulo en particular; cada lector puede elegir uno. Aunque algunos contenidos ya están bien tratados en algunas publicaciones y folletos para pacientes, el libro incorpora también otras cuestiones no reseñadas previamente que se plantean con frecuencia en la consulta y cuya redacción ha exigido un intenso esfuerzo de revisión y de síntesis. Pero, por encima de cuestiones puntuales, más o menos novedosas, el libro tiene la gran virtud de haberse concebido desde la perspectiva de lo que interesa al paciente, concediendo la importancia necesaria a los aspectos emocionales e intentado transmitir una visión esperanzadora fundada. Además, el lector agradecerá/reconocerá el lenguaje sencillo y directo del autor, que ha conseguido facilitar la lectura y comprensión del libro por los pacientes sin que se resienta el rigor científico. Este difícil equilibrio sólo puede alcanzarse después de muchas horas de dedicación y entrega a los pacientes y al estudio, de las que este libro es sólo la continuación.

Todos los médicos sabemos que cada paciente es diferente. Igualmente, cada enfermo con artritis reumatoide es único. Sin embargo, todos los afectados por la artritis reumatoide e, incluso, sus familiares más próximos, encontrarán en este libro información útil que puede contribuir a mejorar su bienestar y calidad de vida, así como a utilizar adecuadamente los recursos personales y sociales. También, por propia experiencia (¡me hubiera encantado tener este libro hace tiempo!), considero que el libro es de lectura casi obligada para los reumatólogos, especialmente para los más jóvenes, y hasta para los médicos de Atención Primaria que comparten el tratamiento de los pacientes con artritis reumatoide. Hay informaciones y recomendaciones terapéuticas poco sofisticadas pero de indudable valor práctico, tanto para el paciente como para el médico.

Por último, como uno más de los reumatólogos que queremos sinceramente lo mejor para nuestros pacientes, y con la certeza de que este libro puede contribuir a ello, sólo me resta felicitar al Dr. Álvarez Lario por este libro sencillo pero importante, animarle para que continúe en esta línea y, por supuesto, desear que el libro tenga una difusión acorde con el esfuerzo realizado y, sobre todo, con su interés para los pacientes.

José Luis Alonso Valdivielso
Reumatólogo

PARTE PRIMERA
INFORMACIÓN GENERAL

1

Introducción

Todas las enfermedades no son iguales y tampoco lo son las repercusiones que causan en la vida de los afectados. Una cosa es sufrir una enfermedad pasajera, que se va a solucionar con mayor o menor sufrimiento en días o meses, pero que no va a alterar en gran medida la vida del paciente, y otro asunto es padecer una enfermedad crónica, «para toda la vida», como la artritis reumatoide, con las repercusiones que esto supone para el enfermo y su familia.

La artritis reumatoide con frecuencia cambia de alguna manera la vida del afectado. Así es esta enfermedad. Unos días son mejores que otros, pero las actividades diarias suelen verse alteradas de una u otra manera. La rigidez no le deja a uno ponerse en funcionamiento como quisiera, el desayuno incluye una buena ración de pastillas, vestirse puede requerir la ayuda de otra persona,... y así puede ocurrir con las diversas actividades del día. Por no hablar de los dolores, de las visitas a los médicos, de ir por las recetas, de los frecuentes controles analíticos...

Para enfrentarse a esta enfermedad y lograr que cambie su vida lo menos posible, usted tiene a los reumatólogos, profesionales de la medicina que le ofrecerán el arsenal terapéutico de que se dispone en la actualidad para controlar la enfermedad. Tenemos buenas armas para luchar, cada vez más y mejores. Es bueno disponer de cierta capacidad de lucha, así como aceptar que se tiene una enfermedad crónica. No es bueno darse por vencido, pero hay que ser realista. El objetivo es que la enfermedad cambie su vida lo menos posible y que sea capaz de llevar una vida normal o casi normal, con escaso sufrimiento.

Este es un libro pensado para los pacientes, que intenta dar respuestas a sus preocupaciones y a los temas que les interesan. Este no es un libro para diagnosticar la artritis reumatoide; el diagnóstico de la enfermedad corresponde al médico. De ninguna manera es un libro para automedicarse; el tratamiento de su enfermedad corresponde igualmente al médico. Es un libro dirigido a mejorar la información sobre su enfermedad, no para proporcionar cuidados médicos. Si el lector es un enfermo, debe contactar con su médico u otro profesional de la salud para cuestiones específicas sobre su tratamiento. Cualquier reumatólogo con el que pueda hablar de su enfermedad es una ayuda muy superior a este libro. Su reumatólogo sabe, sin duda, más de lo que dice el libro y, además de conocer su enfermedad, le conoce a usted y sus problemas concretos.

Quien le está hablando desde este libro es un reumatólogo. Después de años atendiendo en la consulta a personas con artritis reumatoide me he encontrado con muchos pacientes que desean conocer más sobre su enfermedad y tener una intervención más activa en el tratamiento de la misma. Sin embargo, los tiempos en las consultas son limitados, a veces la confianza no es tan grande como para hacer cierto tipo de preguntas, con frecuencia las preguntas no se ocurren cuando debieran y las explicaciones no siempre aclaran lo que se desea. Existen libros dedicados al paciente, donde poder obtener información, pero la mayoría están escritos en inglés, y, en muchos de ellos, la información que se transmite no está muy de acuerdo con los conocimientos científicos médicos actuales.

El libro aparece dividido en dos partes. En la primera se ofrece información general sobre la enfermedad. La segunda parte está dedicada fundamentalmente a los cuidados personales, consejos y autoayuda del paciente con artritis reumatoide. No es una novela para leerla de un tirón. Si la primera parte se le hace pesada, puede pasar a la segunda parte que es más práctica y amena. Ya irá leyendo poco a poco la información sobre la enfermedad. Para los que se les haga pesada la lectura de todo el texto y para reforzar las ideas generales, al final de cada capítulo aparece un recuadro con las recomendaciones generales o puntos clave más importantes y prácticos para el paciente.

Se ha procurado usar un lenguaje comprensible para el profano en medicina, así como no ser demasiado exhaustivo en los temas. Pese al esfuerzo para que todo el mensaje sea fácilmente comprensible, en ningún momento se renuncia a que la información ofrecida tenga la máxima fiabilidad científica posible. Conocer al enemigo y los medios que tenemos a nuestro alcance para combatirlo le ayudará a obtener mejores resultados en esta lucha.

La artritis reumatoide es una enfermedad crónica. Por ello, la primera recomendación que quiero darle es que tenga confianza en su reumatólogo. Va a tener que verle y tratarle muchas veces, durante muchos años. Si no se encuentra satisfecho con su médico, es mejor que cambie de reumatólogo. Si tiene confianza en su médico, cumple sus indicaciones y, además, es capaz de usar el sentido común, ya está haciendo lo más adecuado para tener controlada la enfermedad. El libro valdrá para afianzarle en sus convicciones.

Espero que el libro le sea útil.

Puntos clave

- Este libro tiene como objetivo mejorar su información sobre la artritis reumatoide. No debe usarlo para el diagnóstico y en ningún caso para automedicarse.
- Tenga confianza en su médico.
- Use el sentido común.

2

La artritis reumatoide

La reumatología es la especialidad que se ocupa del estudio y tratamiento de las enfermedades del aparato locomotor en su aspecto médico. Hay más de 200 enfermedades reumáticas, unas que se manifiestan con inflamación de las articulaciones o artritis, y otras que no. Las articulaciones son las estructuras que unen o enlazan dos o más huesos. La inflamación de las articulaciones puede tener diferentes causas y, por lo tanto, existen muchos tipos de artritis, como la artritis psoriásica, las artritis infecciosas, la gota, la artritis reumatoide, etc. Los diferentes tipos de artritis son una parte de las enfermedades reumáticas. La artritis reumatoide es una de ellas. En la tabla siguiente se expone una clasificación de las enfermedades reumáticas más frecuentes.

Principales enfermedades reumáticas	
Con artritis	Conectivopatías: • **Artritis reumatoide.** • Lupus eritematoso sistémico. • Artritis crónica juvenil.

Principales enfermedades reumáticas (continuación)	
Con artritis	Espondiloartropatías: • Espondilitis anquilosante. • Artritis psoriásica. • Artritis reactiva. Artritis por microcristales: • Gota. • Pseudogota. Artritis infecciosas.
Degeneración o «desgaste»	Artrosis.
Enfermedades del hueso	Osteoporosis. Enfermedad de Paget.
Partes blandas (músculos, tendones...)	Reumatismos locales: • Hombro doloroso. • Tendinitis... Fibromialgia.

Algunas enfermedades reumáticas son conocidas por los médicos como enfermedades del tejido conectivo (también denominadas conectivopatías, enfermedades del colágeno o colagenosis) ya que afectan al tejido conectivo o estructura que soporta el cuerpo y sus órganos internos. Otras son conocidas como enfermedades autoinmunes porque son debidas a que el sistema inmune, que está ideado para defendernos de ataques externos, se altera y daña los tejidos sanos propios. Dentro de estos dos apartados se suele incluir a la artritis reumatoide.

La artritis reumatoide es una enfermedad articular inflamatoria crónica. Puede afectar a muchos tejidos en todo el organismo, pero las articulaciones están habitualmente afectadas de modo más severo. Por esta inflamación mantenida se va lesionando progresivamente tanto el cartílago como el hueso y, en definitiva, toda la articulación (ver la figura). La causa específica de la artritis reumatoide no es del todo conocida. Lo que sí está claro es que se produce un inflamación crónica de la membrana sinovial (el tejido que envuelve la articulación), que se hace mucho más gruesa y produce cantidades anormales de líquido sinovial.

La artritis reumatoide puede ser difícil de diagnosticar al comienzo porque puede iniciarse gradualmente con síntomas sutiles. Los análisis de sangre y las radiografías también pueden ser normales en las fases iniciales y otros tipos de artritis

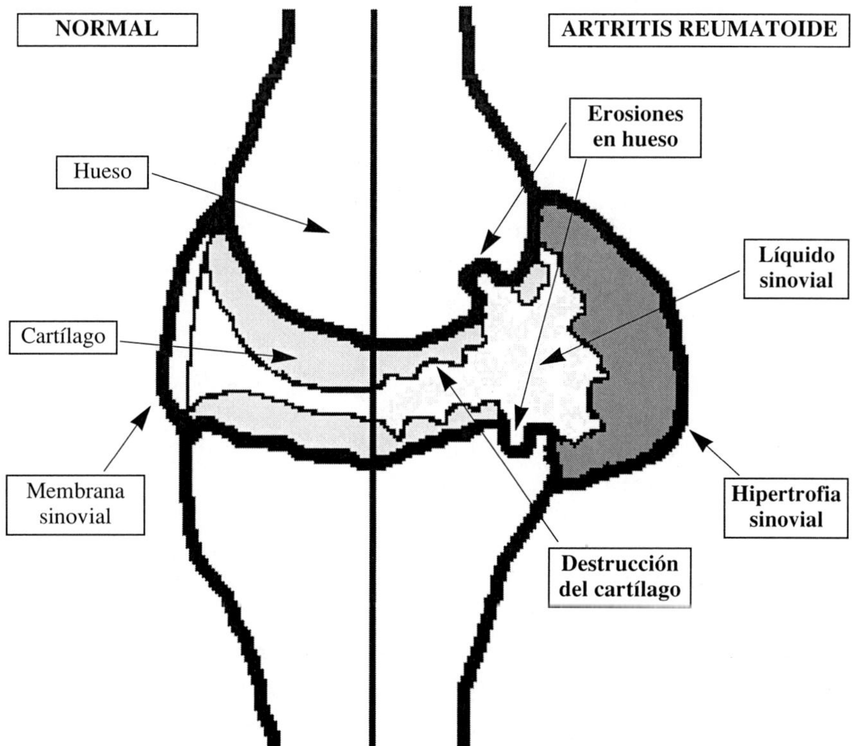

Representación esquemática de una articulación normal (izquierda) y de las alteraciones que ocurren en la artritis reumatoide (derecha).

pueden imitar a la artritis reumatoide. Por todo ello, son necesarias la habilidad y experiencia del especialista para hacer un diagnóstico preciso y llegar al tratamiento más apropiado. Es muy aconsejable que el diagnóstico de artritis reumatoide sea realizado por un reumatólogo, como profesional que tiene los conocimientos y habilidades específicas para el diagnóstico y tratamiento de esta enfermedad.

No hay que confundir la artritis reumatoide con la artrosis u osteoartritis, como la denominan los anglosajones, que es una enfermedad reumática degenerativa. Tampoco debe confundirse con el «reuma» en general, que no es ninguna enfermedad reumática concreta sino que es un término que se suele usar por los no profesionales de la reumatología para referirse a las dolencias del aparato locomotor en general (la mayoría de las veces debido a problemas musculares y tendinosos, más que óseos o articulares).

Un diagnóstico correcto de artritis reumatoide es el primer paso para asegurar un tratamiento adecuado. No todos los enfermos van a evolucionar igual. Unos estarán muy afectados por la enfermedad y otros muy poco. Los resultados de algunas pruebas diagnósticas pueden ayudar a predecir la evolución de la enfermedad y a controlar la eficacia del tratamiento. Sin embargo, incluso los mejores factores pronósticos sólo sirven para grupos grandes de pacientes con artritis reumatoide (sirven para las estadísticas), siendo imposible hoy en día predecir o asegurar cómo afectará la enfermedad a un individuo concreto.

El tratamiento óptimo requiere la información y educación del paciente y su familia, y con frecuencia será necesaria la actuación coordinada de varios expertos, incluyendo reumatólogos, médicos de familia, enfermeras, terapeutas físicos y ocupacionales, psiquiatras y cirujanos ortopédicos.

Puntos clave

- La artritis reumatoide es una enfermedad concreta. No es la artrosis, ni la osteoporosis, ni el «reuma».

- Este libro se refiere sólo a la artritis reumatoide, no a otras enfermedades reumáticas.

- El profesional médico que tiene las habilidades necesarias para el diagnóstico y tratamiento de la artritis reumatoide es el reumatólogo.

3

El diagnóstico

«No puede ser, seguro que hay un error»... Es difícil para el paciente aceptar la realidad. Hace unas semanas estaba bien y ahora le dicen que tiene una enfermedad crónica, «para siempre». Algunos no lo aceptan y buscan una segunda opinión. Algunos no aceptan esta segunda opinión y van de médico en médico esperando que alguno les diga lo que ellos quieren oir. A veces es la familia la que se niega a aceptar la realidad.

Otros muchos enfermos aceptan el diagnóstico, aunque les cueste. No es fácil aceptar la enfermedad de entrada. Aceptan el diagnóstico porque no se lo ha dicho un amigo o la vecina, sino un médico que es especialista en estos temas y que, por tanto, sabe lo que dice. Además, ha visto que el médico ha llegado al diagnóstico después de la realización de una exploración cuidadosa y varias pruebas.

Si tiene que ir a varios reumatólogos por su enfermedad, es probable que el problema no sea la enfermedad, ni el médico, sino su falta de aceptación de la enfermedad o el tratamiento. Elija un reumatólogo, seguro que es el mejor, y siga sus indicaciones. No es conveniente que por el mismo problema acuda a varios médicos. Tiene poco que ganar y bastante que perder. Seguirá con la artritis reumatoide, acabará con un gran lío en la cabeza y perderá un tiempo precioso para actuar con eficacia.

Los médicos basan habitualmente el diagnóstico de artritis reumatoide en la presencia de al menos cuatro de los siete criterios siguientes (criterios del *American College of Rheumatology*):

- Rigidez matinal de al menos una hora de duración, presente durante al menos seis semanas.

- Inflamación de tres o más articulaciones durante al menos seis semanas.

- Inflamación de muñecas, metacarpofalángicas o interfalángicas proximales (afectación de las articulación de las manos) durante al menos seis semanas.

- Inflamación de la misma articulación a ambos lados del cuerpo (simetría).

- Alteraciones en las radiografías características de la artritis reumatoide.

- Presencia de nódulos reumatoides.

- Presencia del factor reumatoide en los análisis de sangre.

Estos criterios tienen algunas limitaciones, y pueden estar ausentes al inicio de la enfermedad o cumplirse en las fases iniciales de otras enfermedades reumáticas. Por eso es necesario la opinión de un experto que realizará el diagnóstico considerando los datos de la historia clínica y la exploración física, así como los resultados de los análisis y las alteraciones en las radiografías.

HISTORIA CLÍNICA

La historia clínica del paciente a menudo sugiere la presencia de una artritis reumatoide. El doctor le preguntará sobre la presencia, duración y patrón de los síntomas articulares y cualquier otro síntoma. El médico también le preguntará sobre los efectos de los síntomas sobre las actividades de la vida diaria y sobre la presencia de síntomas similares en otros miembros de su familia.

EXPLORACIÓN FÍSICA

Durante la exploración física el médico evaluará en sus articulaciones el dolor y la inflamación, así como la limitación de la movilidad, el calor y otros datos que indiquen la presencia de artritis. Es imprescindible para el diagnóstico que el médico detecte la presencia de artritis (inflamación articular). También es muy importante para el diagnóstico qué articulaciones y de qué manera están afectadas. El médico también buscará la presencia de nódulos reumatoides y valorará si la enfermedad le está afectando otros órganos.

ANÁLISIS

Los análisis ayudan a confirmar la presencia de artritis reumatoide, diferenciando la artritis reumatoide de otras enfermedades que pueden dar síntomas similares. También pueden ayudar a predecir el curso más probable de la enfermedad y la respuesta al tratamiento.

- *Análisis habituales.* En los pacientes con artritis reumatoide, los análisis habituales pueden poner de manifiesto una anemia, un aumento del número de leucocitos o plaquetas, o anomalías en los análisis del hígado.

- *Factor reumatoide.* Un anticuerpo llamado «factor reumatoide» está presente en el 70-80% de pacientes con artritis reumatoide. Sin embargo, el factor reumatoide también se encuentra en personas con otras enfermedades reumáticas, en algunas enfermedades infecciosas y crónicas y, también, en algunos individuos sanos.

- ***Marcadores de la inflamación.*** La velocidad de sedimentación globular (VSG) y la proteína C reactiva (PCR) son marcadores inespecíficos de inflamación. Una VSG elevada y unos altos niveles de PCR sugieren la presencia de inflamación, pero no indican la causa de esta inflamación. Es decir, no son pruebas específicas de la artritis reumatoide y aparecen elevadas en otros tipos de artritis, en cualquier inflamación o infección de otros tejidos, en tumores, ... Estos marcadores pueden servir para distinguir reumatismos inflamatorios, como la artritis reumatoide, de enfermedades reumáticas no inflamatorias como la artrosis, y son útiles para controlar la evolución de la enfermedad y la respuesta al tratamiento.

- ***Anticuerpos antinucleares.*** Entre el 30-40% de pacientes con artritis reumatoide tienen unos autoanticuerpos, llamados anticuerpos antinucleares (ANAs). Sin embargo, también aparecen en otras enfermedades y en algunas personas sanas.

- ***Análisis del líquido sinovial.*** El médico puede extraer muestras del líquido sinovial (el líquido que está dentro de las articulaciones) para analizarlo. En el análisis de este líquido se pueden identificar células inflamatorias y es útil para excluir otras causas de artritis, como las producidas por microcristales (gota y pseudogota) o las infecciosas.

RADIOGRAFÍAS

Aunque las radiografías son útiles para controlar la evolución de la artritis reumatoide, habitualmente no sirven de mucha ayuda para el diagnóstico en las fases iniciales de la enfermedad. Entre un 15-30% de pacientes con artritis reumatoide tendrán alteraciones radiográficas en el primer año de evolución. Después de los dos primeros años, más del 90% tendrán lesiones visibles en las radiografías. Las radiografías también pueden ayudar a valorar la presencia de osteoporosis que con frecuencia aparece en las fases avanzadas de la artritis reumatoide.

OTRAS PRUEBAS

La resonancia magnética nuclear (RMN) es más sensible que las radiografías para detectar lesiones precoces en el hueso y en la membrana sinovial en la artritis reumatoide. Sin embargo, no está estandarizado el control de la artritis reumatoide mediante RMN y sus costes son muy superiores a los de la radiografías, por lo que su uso no se aconseja en la actualidad para el seguimiento clínico de la enfermedad, salvo con fines experimentales.

Excepcionalmente será necesaria la realización de una biopsia sinovial, fundamentalmente para excluir otras enfermedades, porque no suele aportar mucha más información. También puede ser necesario biopsiar un nódulo reumatoide si existen dudas en el diagnóstico.

DIFERENCIACIÓN DE OTRAS FORMAS DE ARTRITIS

Otras enfermedades pueden parecerse a la artritis reumatoide. Es el caso de otras enfermedades reumáticas inflamatorias, como la espondilitis anquilosante, la artritis psoriásica, el lupus eritematoso sistémico, la gota o la pseudogota. También puede ser necesario diferenciarla de enfermedades no inflamatorias como la artrosis y la fibromialgia. No se preocupe, de todo esto se ocupa su médico.

En la mayoría de los casos, el patrón de síntomas y signos y los resultados de las pruebas diagnósticas ayudan a diferenciar la artritis reumatoide de las otras enfermedades. Sin embargo, en ocasiones, puede ser necesario ver la evolución de la enfermedad antes de que pueda confirmarse o excluirse con certeza un diagnóstico de artritis reumatoide.

Puntos clave

- El diagnóstico lo debe hacer el médico en función de la historia clínica, los análisis y las radiografías.

- Las alteraciones analíticas aisladas tienen escaso valor para el diagnóstico.

- Habitualmente no se necesitan pruebas complejas (TAC, RMN...), ni agresivas (biopsias...) para el diagnóstico de la artritis reumatoide. Con frecuencia este tipo de pruebas confunden más que ayudan.

- No vaya de médico en médico por el mismo problema.

4

Las causas

«¿Por qué me ha ocurrido a mí?». «¿Qué he hecho yo?». «¿De quién o de qué es la culpa?». Es frecuente que las personas busquen la causa de sus males. Se queda uno mucho más tranquilo sabiendo que hay un culpable.

Sería estupendo conocer la causa de la artritis reumatoide, no sólo por tener un culpable, sino porque conociéndolo nuestros tratamientos podrían ser más específicos, o podríamos realizar una prevención eficaz. Algunos pacientes atribuyen el origen de sus males a haber trabajado mucho, otros a haber comido mucho cerdo. Pobre cerdo... El tiempo es otro de los sospechosos para muchos pacientes. No parece que el tiempo, ni las causas referidas con anterioridad tengan nada que ver con el origen de la artritis reumatoide. Hay artritis reumatoide en climas fríos y cálidos, en húmedos y en secos. Sí parece que los cambios de tiempo, sobre todo las bajas temperaturas y el aumento de la presión atmosférica y de la humedad influyen en el dolor y otros síntomas subjetivos de muchos pacientes.

En realidad, la causa de la artritis reumatoide no se conoce, aunque todo parece indicar que no hay un culpable único, sino que probablemente aparece como resultado de la interacción de muchos factores, unos conocidos y otros aún sin conocer. El primer motivo por el que a uno le puede tocar una artritis reumatoide es porque es una enfermedad relativamente frecuente:

- Entre un 0,5 y un 1% de la población tiene artritis reumatoide (más de 200.000 afectados en España y cada año 20.000 casos nuevos).

- Puede afectar a personas de todas las edades, incluyendo niños y ancianos, pero es más probable su comienzo entre los 30 a 55 años.

Además de estos datos estadísticos de su frecuencia, los investigadores sospechan que la artritis reumatoide se produce cuando una persona predispuesta o susceptible a desarrollar la enfermedad se expone a ciertos factores ambientales que desencadenan el proceso inflamatorio.

FACTORES PREDISPONENTES

El sexo y la herencia determinan en gran manera la susceptibilidad de las personas a padecer la artritis reumatoide.

- *Sexo femenino.* El sexo femenino juega un papel importante en la predisposición a la artritis reumatoide. Las mujeres tienen tres veces más probabilidades que los hombres de desarrollar la enfermedad. Además, el riesgo parece ser mayor en mujeres que no han tenido embarazos y, también, en las que han dado a luz recientemente.

- *Herencia.* La artritis reumatoide no es una enfermedad hereditaria en sentido estricto, como por ejemplo la hemofilia. Los genes no causan la enfermedad, pero incrementan el riesgo de desarrollarla. El grado de este riesgo ha sido estudiado analizando a gemelos idénticos (heredan los mismos genes). La probabilidad de que ambos gemelos tengan artritis reumatoide varía, según los estudios, entre el 12% y 30%. El riesgo de desarrollar artritis reumatoide entre gemelos no idénticos y en familiares de primer grado es más bajo, pero también está algo incrementado (entre 1,5% y 4%) comparado con la población general que es del 0,5-1%. Estos estudios sugieren que la herencia, en general, contribuye algo al desarrollo de la artritis reumatoide, pero no mucho.

Las personas con algunos genes especiales del tipo HLA (*human leukocyte antigen*, son una especie de grupos sanguíneos con los que se nace y que se heredan), como el HLA-DR4 y HLA-DR1, es más probable que desarrollen una artritis reumatoide que los que no los tienen. La presencia o ausencia de estos genes HLA también parece que ayuda a predecir la severidad de la artritis reumatoide y cómo será la respuesta al tratamiento. Es probable que otros genes, aún no identificados, también intervengan en el riesgo de padecer la enfermedad. Hay muchas personas con estos HLA que nunca desarrollarán la enfermedad y otras muchas personas que desarrollan la enfermedad y no tienen estos HLA específicos. Por lo tanto, este tipo de genes influyen, pero no tanto como para que se recomiende su determinación de rutina a los miembros de la familia de un afectado. No hay ninguna prueba en la actualidad cuya determinación pueda servir para predecir qué personas van a desarrollar una artritis reumatoide y cuáles no.

FACTORES INFECCIOSOS

Como hemos visto, los factores genéticos no pueden explicar más que una pequeña parte en la aparición de la enfermedad. Otros factores adicionales son necesarios para que se inicie la artritis reumatoide en los individuos predispuestos. Los investigadores sospechan que infecciones por bacterias o virus pueden ser los factores desencadenantes. Sin embargo, en la actualidad, no hay una evidencia definitiva que ligue o asocie una infección en particular con la artritis reumatoide.

La artritis reumatoide no es una enfermedad contagiosa. Una persona no puede contagiar la enfermedad, ni contagiarse de otra. Tampoco existen vacunas para evitar la enfermedad.

OTROS FACTORES DE RIESGO

- *Fumar.* Fumar cigarrillos puede ser un factor de riesgo para la artritis reumatoide. La mayoría de estudios indican que los fumadores tienen mayor riesgo de padecer artritis reumatoide que los no fumadores. Este riesgo parece estar relacionado con la duración del hábito de fumar, más que con el número de cigarrillos fumados al día. También hay datos que indican que la artritis reumatoide, cuando ocurre, es más severa en los fumadores.

- *Estrés.* Con frecuencia los pacientes refieren episodios de estrés o traumatismos coincidiendo con el inicio de su artritis reumatoide. El estrés es muy difícil de medir, pero algunos estudios sugieren que los «acontecimientos propios de la vida» (divorcio, accidente, muerte de familiar, etc...) son más frecuentes en los seis meses anteriores al comienzo de la enfermedad.

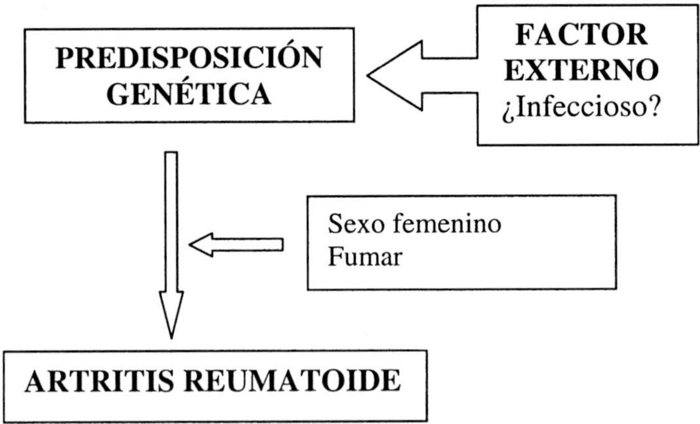

- ***Dietas.*** No hay datos que indiquen que una dieta en particular pueda causar la artritis reumatoide. Algunos investigadores han indicado que intolerancias o alergias a algunos alimentos podrían, en una minoría de pacientes, hacer que la enfermedad empeorase y que la eliminación de tales comidas podría ayudar a mejorar los síntomas.

  Curiosamente, el consumo de varias tazas de café descafeinado al día también incrementa el riesgo de padecer artritis reumatoide, a la vez que el riesgo parece disminuir entre los consumidores habituales de té.

- ***Anticonceptivos orales.*** Aunque hay alguna controversia, las evidencias apuntan hacia la posibilidad de que los anticonceptivos orales tengan un efecto protector frente al desarrollo de la artritis reumatoide, y lo mismo podría suceder con el uso de estrógenos (hormonas femeninas) en la menopausia.

Todos estos son factores que se han asociado con un mayor riesgo de artritis reumatoide en estudios epidemiológicos. Esto no quiere decir que en un paciente concreto se pueda echar la culpa de la artritis reumatoide a fumar o a no haber tomado anticonceptivos. Simplemente, son factores de riesgo estadísticos.

Puntos clave

- No hay en la actualidad manera de predecir si una persona en concreto va a desarrollar la enfermedad.

- No se obsesione. La herencia influye algo, pero poco. Si usted tiene artritis reumatoide es poco probable que la tengan sus hijos o familiares cercanos.

- La artritis reumatoide no es contagiosa.

- Fumar tampoco es bueno para esto.

5

Los síntomas

Los síntomas de la artritis reumatoide pueden ser distintos al comienzo de la enfermedad y una vez ya establecida. Además, esta enfermedad, como casi todas las demás, puede afectar de diversa manera y con distinta intensidad a unas personas y a otras durante cualquier período de su evolución.

En la mayoría de los casos, la artritis reumatoide comienza de modo sutil, poco a poco, y pueden pasar semanas o meses antes de que aparezcan los síntomas característicos que permitan hacer el diagnóstico. Las quejas articulares se manifiestan por la aparición de dolor, rigidez y, sobre todo, inflamación en las articulaciones.

Con frecuencia se afectan primero las pequeñas articulaciones de las manos y pies, sobre todo las articulaciones de la base de los dedos de las manos (metacarpofalángicas), las articulaciones en el medio de los dedos (interfalángicas proximales) y las articulaciones de la base de los dedos de los pies (metatarsofalángicas). Sin embargo, no siempre es así y la inflamación articular al inicio puede seguir otros patrones diferentes; por ejemplo, puede comenzar en una única articulación grande, como la rodilla o el hombro, o puede ir cambiando de una articulación a otra.

A menudo los pacientes presentan síntomas poco claros y que no ayudan mucho al diagnóstico, pues pueden preceder en meses a la aparición de los síntomas más característicos de la artritis reumatoide. Estos síntomas pueden ser cansancio, dolores musculares, fiebre de unas décimas, pérdida de peso, entumecimiento y hormigueos en las manos. En algunos casos, estos síntomas ocurren en ausencia de cualquier síntoma articular, por lo que pueden confundirnos, ya que estos síntomas pueden aparecer en otras muchas enfermedades reumáticas y no reumáticas. Si sólo tiene este tipo de síntomas, sin inflamación articular, no es probable que tenga una artritis reumatoide. No hay artritis reumatoide sin inflamación articular.

Ocasionalmente, la artritis reumatoide comienza con síntomas relacionados con la inflamación de otras estructuras distintas de las articulares. Por ejemplo, un paciente puede comenzar con pericarditis (inflamación del tejido que rodea al corazón), síntomas respiratorios por afectación de la pleura (líquido en las membranas que rodean los pulmones) u otros síntomas debidos a vasculitis (inflamación de los vasos sanguíneos).

A medida que progresa la enfermedad, el número y tipo de articulaciones afectadas es muy variable. Al contrario de otras enfermedades articulares, la artritis reumatoide suele afectar a las mismas articulaciones en ambos lados del cuerpo (es lo que se llama simétrica). Ya hemos visto que, en las fases iniciales de la enfermedad, la artritis suele afectar a las pequeñas articulaciones de manos y pies. Cuando la enfermedad progresa, la artritis puede afectar articulaciones de mediano tamaño y a veces grandes articulaciones, como cadera o columna vertebral cervical.

La persistencia de la inflamación articular acaba dañando los huesos, cartílagos y otras estructuras de las articulaciones. El tratamiento puede frenar e incluso detener esta inflamación, pero el daño articular normalmente se va acumulando y es irreversible. Este daño es la base de los efectos a largo plazo de la artritis reumatoide: dolor articular, deformidad e incapacidad. Por eso es importante el inicio precoz de un tratamiento efectivo.

MANIFESTACIONES ARTICULARES

Las articulaciones afectadas por la artritis reumatoide están habitualmente rígidas, dolorosas y visiblemente inflamadas. Las deformidades aparecen en las fases más avanzadas de la enfermedad.

La rigidez articular es más acusada al levantarse por las mañanas. Aunque otras enfermedades también pueden causar rigidez matinal, la rigidez de la artritis reumatoide es diferente porque suele durar más de una hora.

- *Manos.* Las articulaciones de las manos habitualmente son las que primero se afectan en la artritis reumatoide. Es rara una artritis reumatoide en que no se afecten las articulaciones de la mano. Las articulaciones están doloridas y la fuerza para cerrar el puño disminuye.

  En la artritis reumatoide de larga evolución se pueden producir ciertas deformidades características. Los dedos pueden adquirir las deformidades conocidas como «dedos en cuello de cisne» o «dedos en ojal», y es frecuente que los dedos se vayan desviando en la dirección del dedo meñique o «ráfaga cubital». También, los tendones del dorso de la mano se suelen hacer muy prominentes.

  Algunos pacientes con artritis reumatoide desarrollan un síndrome del túnel carpiano, debido a que los tejidos inflamados comprimen un nervio que pasa por la muñeca. Este síndrome se caracteriza por hormigueos, entumecimiento y debilidad de ciertas áreas de la mano.

  La artritis reumatoide también puede inflamar las vainas que rodean los tendones de la mano. En los casos severos, la inflamación y estiramiento de los tendones puede acabar produciendo roturas de dichos tendones, que se caracterizan por una pérdida brusca de la capacidad para extender o flexionar uno o varios dedos.

- ***Muñecas.*** La muñeca es una de las articulaciones que se afecta con más frecuencia en la artritis reumatoide. En las fases iniciales, puede ser difícil doblar la muñeca hacia atrás; en las fases finales, los huesos de la muñeca pueden salirse de su situación normal, produciéndose deformidad de la misma.

- ***Codos.*** La artritis reumatoide puede causar inflamación del codo, originando dolor y progresiva pérdida de la movilidad. La inflamación de esta articulación puede comprimir los nervios que pasan por esa zona, originando síntomas neurológicos (hormigueos y pérdida de fuerza) en los dedos.

- ***Hombros.*** El hombro se suele afectar en fases más tardías de la enfermedad, causando dolor y limitación de la movilidad.

- ***Pies.*** Las articulaciones de los pies se suelen afectar al inicio de la enfermedad, especialmente las metatarsofalángicas (las articulaciones de la base de los dedos), provocando dolor a la presión, al estar de pie y al caminar. Con el tiempo son habituales las deformidades.

- ***Tobillos.*** La artritis reumatoide puede causar inflamación del tobillo. La inflamación mantenida de esta articulación puede originar deformidad y mal apoyo del pie.

- ***Rodillas.*** La artritis reumatoide puede causar inflamación de la rodilla, dificultades para doblarla y aflojamiento de los ligamentos que la sujetan, así como daño en el hueso y cartílago. Igualmente, se puede originar la formación de un bulto en la parte posterior de la rodilla debido a un quiste lleno de líquido sinovial (quiste de

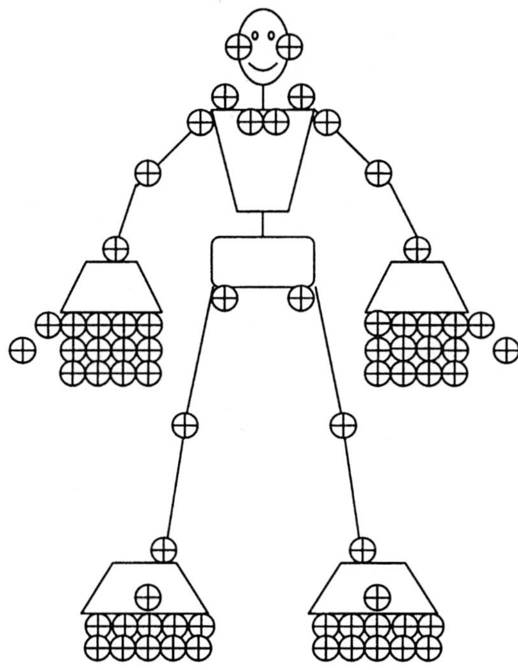

Representación esquemática como las utilizadas por los médicos para señalar las articulaciones inflamadas y dolorosas. El modelo representa el recuento articular del American College of Rheumatology. *Obsérvese la importancia de las articulaciones de la manos.*

Baker). En ocasiones este quiste se puede romper provocando una inflamación de toda la pierna parecida a una tromboflebitis.

- **Caderas.** Las caderas se suelen afectar en las fases avanzadas de la enfermedad. El dolor en las caderas puede ocasionar dificultades para caminar. La afectación de la articulación de la cadera se manifiesta por dolor en la ingle que, a veces, se puede extender hacia la rodilla.

- **Columna cervical.** La artritis reumatoide puede causar inflamación de las articulaciones de la columna cervical (zona de la columna entre los hombros y la cabeza). La afectación de la columna cervical puede ocasional dolor, rigidez y disminución de la movilidad. En las fases más avanzadas, las lesiones de la columna cervical pueden llegar a comprimir la médula espinal y provocar síntomas neurológicos: dolor como corrientes en los brazos, pérdida de coordinación para la marcha y dificultades para controlar los esfínteres intestinal y urinario.

- ***Articulación témporo-mandibular.*** Se caracteriza por dolor en la zona anterior del oído, en especial al abrir la boca y al masticar. Con el tiempo se va perdiendo amplitud en la apertura de la boca.

MANIFESTACIONES EXTRAARTICULARES

Aunque los síntomas articulares son los más llamativos en la artritis reumatoide, la enfermedad también puede asociarse con otras alteraciones extraarticulares o no articulares.

- ***Nódulos reumatoides.*** Son bultos no dolorosos que aparecen debajo de la piel. Pueden moverse con facilidad cuando se les toca o pueden estar fijos a planos más profundos. Aparecen con mayor frecuencia en codos y antebrazos, pero también pueden aparecer en otros puntos de presión o de roce, incluyendo la zona posterior de la cabeza, tendón de Aquiles y tendones de las manos.

- ***Síntomas de inflamación en otros tejidos.*** La artritis reumatoide puede producir inflamación en otros órganos y tejidos.

  Pleuropericarditis (inflamación de los tejidos que rodean la cavidad torácica y el corazón), que puede originar dolor en el pecho y dificultad respiratoria.

Neumonitis intersticial y fibrosis pulmonar (inflamación de los pulmones no debida a infección), que se manifiesta por tos seca y dificultades respiratorias.

Neuropatía (afectación de los nervios), que puede provocar entumecimiento, hormigueo y debilidad.

Escleritis (inflamación de la parte blanca del ojo), que puede causar problemas de visión.

Esplenomegalia (aumento del tamaño del bazo), que puede originar una disminución del número de glóbulos blancos, y predisposición a sufrir infecciones. Esta alteración se denomina ***Síndrome de Felty.***

Síndrome de Sjögren, caracterizado por ojos secos y boca seca.

Vasculitis (inflamación de los vasos sanguíneos), que puede causar diversos síntomas según la localización de los vasos afectados.

Puntos clave

- Si sus síntomas son dolores, cansancio, rigidez, hormigueos, sin inflamación articular, no es probable que usted tenga una artritis reumatoide.

- Es rara una artritis reumatoide sin afectación de las manos.

- Los síntomas suelen ser dolor, inflamación y rigidez matinal. En las fases avanzadas pueden aparecer deformidades y deterioro funcional o discapacidad.

- Es necesario un diagnóstico y tratamiento precoces para evitar estas secuelas tardías.

6

Evolución y pronóstico

La inflamación articular mantenida lesiona el cartílago y el hueso de las articulaciones afectadas, como ya se ha dicho. Este daño articular provoca una pérdida del movimiento y de las funciones normales de dicha articulación. Caminar se puede hacer difícil o imposible cuando las rodillas o caderas están afectadas. Abrir una lata o cerrar una puerta puede ser complicado cuando se han dañado las articulaciones de las manos. En cualquier caso, la evolución es muy variable de unos pacientes a otros.

En las revisiones periódicas en la consulta, el médico evaluará la evolución de su enfermedad. Para ello se interesará por los siguientes aspectos:

- Dolor que presenta el paciente (se pueden usar escalas analógicas visuales, como la de la figura).
- Estado general del paciente.
- Rigidez matinal.
- Número de articulaciones dolorosas e inflamadas.
- VSG o PCR.
- Capacidad de realización de tareas.
- Opinión del médico y del paciente.

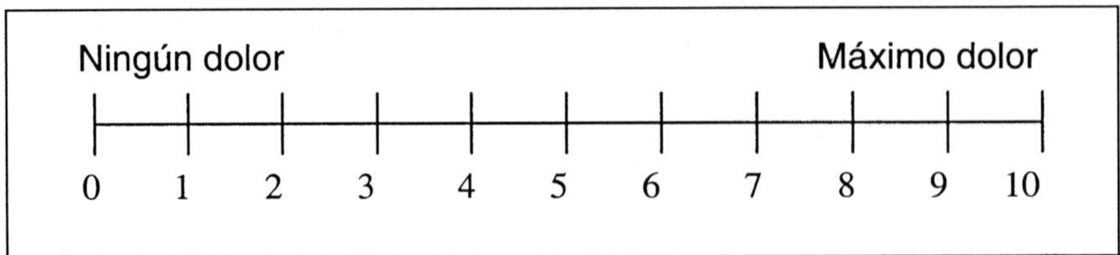

Escala analógica visual del dolor. Sobre la línea horizontal se le pide al paciente que marque la intensidad el dolor que ha tenido. Cuanto más a la izquierda se marque, significa menos dolor. A la derecha, más dolor. Se evalúa midiendo en milímetros desde el inicio a la marca.

EVOLUCIÓN Y PRONÓSTICO ARTICULAR

En algunos casos, la enfermedad entra en remisión (como si hubiera desaparecido). En la mayoría de los pacientes, la severidad de los síntomas fluctúa durante meses o años, reflejando los efectos del tratamiento y la propia evolución de la enfermedad, siguiendo un curso lentamente progresivo (ver gráfico). En otros enfermos, la enfermedad sigue progresando de modo severo a pesar del tratamiento.

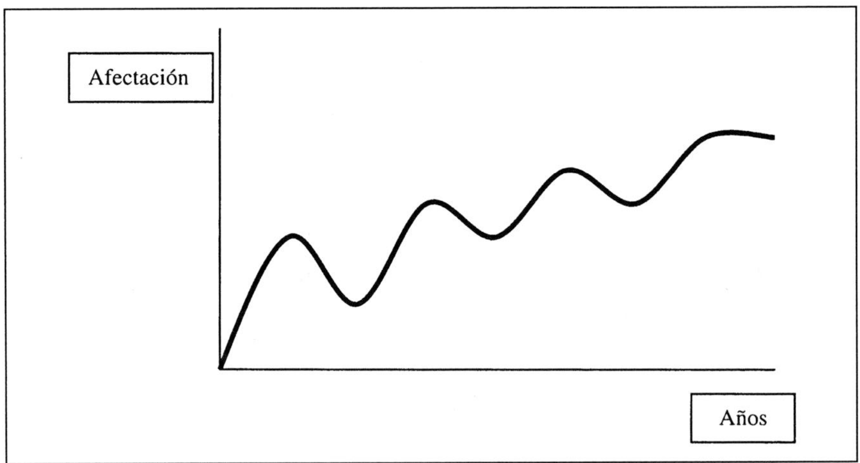

Modo habitual de evolución, lentamente progresivo, con períodos de mayor y menor sintomatología.

Aproximadamente podríamos decir que:

- 10-15 % entran en remisión.

- 15-30 % progresan de modo grave pese al tratamiento.

- 70-80 % siguen un curso crónico discreto o fluctuante.

Los datos que sugieren la presencia de una enfermedad agresiva, con peor pronóstico, son: edad temprana en el comienzo de la enfermedad, un título elevado de factor reumatoide, una VSG elevada y un elevado número de articulaciones inflamadas. También son datos de mal pronóstico la mala capacidad funcional del paciente, la presencia de manifestaciones extraarticulares y de enfermedades asociadas, como osteoporosis, infecciones o enfermedad cardiovascular.

Además de la agresividad de la propia enfermedad, otras situaciones pueden condicionar una mala evolución articular:

- Intolerancia o toxicidad a uno o varios fármacos modificadores de la enfermedad, que obligue a suspenderlos aunque sean eficaces.

- Retraso en iniciar los fármacos modificadores de la enfermedad.

- Mal cumplimiento del tratamiento por el paciente.

PRONÓSTICO FUNCIONAL

Como ya hemos visto, la artritis reumatoide es una enfermedad crónica, progresiva, con tendencia a producir deformidad articular y, también, incapacidad.

La pérdida de la capacidad funcional en la artritis reumatoide depende de la suma de pérdidas funcionales en las articulaciones individuales, aunque también intervienen otros factores:

- Severidad de la actividad de la enfermedad.

- Integridad estructural de la articulación.

- Fuerza y tono muscular.

- Estado general de forma física del paciente.

- Factores psicológicos y sociales.

Se han desarrollado varios instrumentos para graduar y clasificar la situación funcional del paciente basados en la capacidad de realizar ciertas actividades de la vida diaria en casa, en el trabajo y durante el tiempo de ocio. Las restricciones de la actividad física, la necesidad de ayuda de otras personas y el nivel de independencia son tomadas en consideración en la clasificación más usada:

- Grado I. Completa: capacidad para la realización de todas las actividades habituales sin limitaciones.

- Grado II. Adecuada para las actividades normales: puede hacer las actividades habituales pero con molestias o limitaciones en una o más articulaciones.

- Grado III. Limitada: capacidad funcional para realizar sólo unas pocas o ninguna de las ocupaciones habituales, pudiendo existir problemas en el cuidado y aseo personal.

- Grado IV. Muy incapacitado: en silla de ruedas o en cama. Poca o ninguna capacidad para el cuidado personal.

También hay índices de capacidad funcional basados en cuestionarios como el HAQ (*Health assessment Questionnaire*) y el AIMS (*Artritis Impact Measurement Scale Health Status Questionnaire*). La complejidad de estos cuestionarios y el tiempo necesario para rellenarlos ha llevado a su modificación y simplificación para su uso en la evaluación de rutina del paciente.

<table>
<tr><td colspan="2" align="center">HAQ (versión simplificada)</td></tr>
<tr><td colspan="2" align="center">Con qué grado de dificultad es capaz de realizar estas tareas, la última semana: 0 = Ninguna. 1 = Alguna. 2 = Mucha. 3 = Imposible de realizar.</td></tr>
<tr><td>Vestirse, incluyendo abrocharse los botones y atarse los cordones de los zapatos ....</td><td>☐</td></tr>
<tr><td>Acostarse y levantarse de la cama ....</td><td>☐</td></tr>
<tr><td>Levantar un vaso y llevárselo a la boca ....</td><td>☐</td></tr>
<tr><td>Caminar fuera de casa en terreno llano ....</td><td>☐</td></tr>
<tr><td>Lavarse y secarse todo el cuerpo ....</td><td>☐</td></tr>
<tr><td>Agacharse y recoger ropa del suelo ....</td><td>☐</td></tr>
<tr><td>Abrir y cerrar grifos de rosca ....</td><td>☐</td></tr>
<tr><td>Entrar y salir de un coche ....</td><td>☐</td></tr>
<tr><td>Total ....</td><td>☐</td></tr>
</table>

Sin embargo, estos cuestionarios hacen más hincapié en el impacto físico de la artritis reumatoide que en la salud psicológica del paciente y la familia, o en las consecuencias sociales y económicas de la enfermedad. Estudios recientes indican que a los factores psicológicos se les puede atribuir hasta un 20% de la incapacidad.

Un aspecto importante de la incapacidad funcional es la incapacidad laboral (ver Capítulo 9.3: «Incapacidad laboral y minusvalía»).

Factores pronósticos

De la enfermedad articular

- Severidad de la afectación articular.

  – Afectación de múltiples articulaciones.
  – Elevada VSG o PCR.
  – Factor reumatoide positivo.
  – Erosiones en las radiografías.

- Afectación extraarticular.
- Problemas psicosociales (mala aceptación por el paciente de la enfermedad y tratamiento).

De la capacidad funcional

- Severidad de la afectación articular.
- Estado general de forma física.
- Enfermedades asociadas.
- Factores psicosociales.

De la supervivencia

- Enfermedades extraarticulares.
- Enfermedades asociadas (sobre todo cardiovascular).

PRONÓSTICO DE SUPERVIVENCIA

Además de causar un deterioro importante de la salud y de representar una carga económica sustancial para el enfermo, familia y sociedad, se ha visto que la artritis reumatoide conduce a una mortalidad prematura. Se estima que la artritis reumatoide reduce la esperanza de vida en siete años para los hombres y en tres años para las mujeres. No se agobie en exceso. Es posible que usted fume o no haga ejercicio o tenga exceso de peso. Todos estos datos también se asocian con una reducción de la esperanza de vida y hasta ahora estaba tan tranquilo.

La causa exacta de este incremento de la mortalidad no ha sido completamente aclarada, pero el peor pronóstico parece estar asociado a la presencia de algunas manifestaciones extraarticulares (vasculitis, pericarditis, pleuritis y síndrome de Felty) y de enfermedades asociadas.

Las siguientes son las principales causas de muerte en la artritis reumatoide. Como se puede ver la mortalidad debida directamente a la artritis reumatoide es baja (sólo un 5% de las muertes).

- Enfermedad cardiovascular 42,0%
- Cáncer 14,1%
- Infección 9,4%
- Enfermedad renal 7,8%
- Enfermedad respiratoria 7,2%
- Artritis reumatoide 5,3%
- Enfermedad gastrointestinal 4,2%

En los últimos quince años se han conseguido enormes progresos en el tratamiento de la artritis reumatoide. El metotrexate, un potente fármaco modificador de la enfermedad, como veremos más adelante, ha tenido gran aceptación entre médicos y enfermos, debido a su eficacia y buena tolerancia. Sin embargo, este notable avance terapéutico no se ha traducido claramente en la comprobación de una menor mortalidad de los pacientes con artritis reumatoide hasta hace relativamente poco. Ahora se sabe que el metotrexate, además de mejorar la artritis reumatoide, proporciona un sustancial beneficio en la supervivencia de los pacientes. En definitiva, el metotrexate mejora la enfermedad y además hace que los enfermos vivan más.

Puntos clave

- La artritis reumatoide es una enfermedad crónica.

- La evolución más habitual es un curso lentamente progresivo.

- Los factores psicológicos influyen en la capacidad funcional.

- La mortalidad está incrementada en la artritis reumatoide, dependiendo de la presencia de alteraciones extraarticulares y de enfermedades asociadas, en especial cardiovasculares.

- El metotrexate ha demostrado mejorar la supervivencia.

7

Tratamiento de la artritis reumatoide

Ya hemos comentado que el tratamiento de la artritis reumatoide ha mejorado enormemente en los últimos años, ofreciendo a la mayoría de los pacientes resultados buenos o excelentes en el alivio de sus síntomas y en la capacidad para seguir con sus actividades a un nivel casi normal.

El tratamiento con éxito de la artritis reumatoide exige un diagnóstico precoz y un tratamiento intensivo antes de que se produzca una pérdida funcional y de que aparezcan lesiones irreversibles articulares.

Puede parecer muy duro decir que no hay «cura» para la artritis reumatoide. Lo mismo pasa en las demás enfermedades crónicas, que son casi todas, como la diabetes, la cardiopatía isquémica o el asma. No hay «cura», pero sí hay «control». Aunque no haya cura, por ejemplo, es muy distinto estar en una silla de ruedas que poder hacer una vida normal.

El papel primordial del tratamiento es controlar la inflamación y hacer mínimo el daño articular. El tratamiento habitualmente combina fármacos con medidas no farmacológicas. En algunos casos, también puede ser necesaria la cirugía.

El control de la actividad inflamatoria de la artritis reumatoide sólo se puede conseguir actualmente con fármacos.

Las otras medidas que se pueden adoptar son complementarias y en ningún caso sustituyen a los medicamentos.

Aunque hay guías terapéuticas generales, el tratamiento de la artritis reumatoide en un paciente concreto debe ser individualizado por su médico. El tratamiento dependerá de las diversas peculiaridades de cada paciente, como severidad de la afectación, presencia de factores de mal pronóstico, la eficacia de las terapias específicas y la aparición de efectos secundarios. Los tratamientos elegidos pueden ser distintos si el paciente tiene otras enfermedades, en especial las del hígado y del riñón. Es importante establecer con su médico un plan de tratamiento que sea aceptable para usted y eficaz para tratar la artritis reumatoide.

PRINCIPIOS GENERALES DE TRATAMIENTO

- El tratamiento con fármacos es la base del tratamiento para la artritis reumatoide.

- El daño articular de la artritis reumatoide ya se instaura en los dos primeros años de la enfermedad y es, con frecuencia, difícil predecir qué individuos desarrollarán complicaciones a largo plazo. Por lo tanto, se aconseja el inicio de tratamiento con fármacos modificadores de la enfermedad desde los primeros meses.

- Es frecuente encontrarse con pacientes que tienen más miedo a las medicinas que a la propia enfermedad. No se equivoque. Ya hemos visto que el enemigo, un mal enemigo, es la enfermedad. Los fármacos usados de modo adecuado son sus grandes aliados para luchar contra la artritis reumatoide.

- Los tratamientos que potencialmente pueden detener el daño articular, llamados fármacos modificadores de la enfermedad, están recomendados para todos los pacientes, con la única posible excepción de aquellos en los que la enfermedad está en remisión.

- Mantener unos cuidados médicos a largo plazo, con visitas periódicas al médico, es esencial para el tratamiento con éxito de la artritis reumatoide. Además de las visitas médicas, se le realizarán análisis periódicos para evaluar la eficacia del tratamiento y excluir cualquier efecto adverso de los fármacos.

- No tome medicamentos por su cuenta. Siga en todo caso las indicaciones de su médico. Hágase los controles que le indique, son por su seguridad, y comunique a su médico cualquier efecto adverso que pueda aparecer.

1. TRATAMIENTO FARMACOLÓGICO

El tratamiento con fármacos es la base del tratamiento para la artritis reumatoide. Los objetivos de la terapia con fármacos son conseguir la remisión, evitar el daño de las articulaciones y la pérdida de función, sin causar efectos adversos inaceptables.

El tipo y la intensidad de los fármacos usados dependerá de la severidad de la artritis reumatoide, la presencia de ciertos factores asociados con un mejor o peor pronóstico, la eficacia de los tratamientos previos y la presencia de efectos adversos o contraindicaciones.

Los principales tipos de fármacos usados para tratar la artritis reumatoide son los analgésicos, los antiinflamatorios no esteroideos, los corticoides y, sobre todo, los fármacos modificadores de la enfermedad.

El paciente puede suspender o reducir los analgésicos o antiinflamatorios, si ceden el dolor y la inflamación, pero no debe suspender nunca los corticoides o los fármacos modificadores de la enfermedad sin consultar con su médico.

ANALGÉSICOS SIMPLES

Los analgésicos simples alivian el dolor, pero no actúan sobre la inflamación, por eso no tienen valor para el control de la enfermedad, y sólo una importancia relativa para el control de los síntomas. Fármacos de este tipo son el paracetamol (Termalgin®, Gelocatil®...), metamizol (Nolotil®) y tramadol (Adolonta®) [1]. Debido a la naturaleza crónica de la artritis reumatoide y el riesgo de dependencia y adicción, el uso de los analgésicos narcóticos más potentes no se suele recomendar, salvo en fases avanzadas de la enfermedad o de dolor no controlable.

ANTIINFLAMATORIOS NO ESTEROIDEOS (AINEs)

Los AINEs alivian el dolor y reducen la inflamación, pero tampoco tienen suficiente fuerza como para alterar los efectos a largo plazo de la artritis reumatoide sobre las articulaciones. Además, los AINEs deben ser tomados continuamente y a unas dosis específicas para tener un efecto antiinflamatorio.

Las personas con otros problemas médicos y que toman varias medicaciones tienen un mayor riesgo de presentar efectos adversos con los AINEs y deben consultar a su médico antes de decidirse a tomar estos fármacos.

Los principales factores de riesgo para la aparición de efectos adversos perjudiciales con los AINEs son:

- Edad avanzada. Los pacientes de más de 65 años tienen mayor riesgo de desarrollar úlceras gástricas cuando toman AINEs.

- Úlcera gastrointestinal. Aquellos que han tenido una úlcera gástrica o intestinal tienen un mayor riesgo de tener

---

[1] Se incluyen algunos nombres comerciales de estos productos en España, con el símbolo ®. En otros países estos nombres pueden ser diferentes.

otra mientras están tomando AINEs. Las personas que están siendo tratadas por una úlcera activa generalmente no deberían tomar AINEs o fármacos que contengan aspirina.

- Hemorragia digestiva. Aquellos que han tenido una hemorragia digestiva (estómago, duodeno o esófago) tienen un riesgo aumentado de recurrencia en el sangrado debido a los AINEs. Las personas que están en tratamiento anticoagulante como cumarina (Sintrom®) o heparina no deberían en general tomar AINEs debido al riesgo incrementado de sangrado cuando se usan ambos fármacos juntos.

- Retención de líquidos. Las personas con otras enfermedades para la que se les han prescrito diuréticos como, por ejemplo, insuficiencia cardiaca, enfermedades hepáticas o renales, tienen mayor riesgo de presentar retención de líquidos y alteraciones renales, tanto con los AINEs no selectivos, como con los nuevos AINEs inhibidores selectivos de la COX-2.

- Alteración renal. Los AINEs pueden empeorar la función renal en personas cuyos riñones no están trabajando normalmente, incluso en aquellos que no muestran signos de retención de líquidos.

- Aumento de la tensión arterial. Los AINEs pueden interferir en el control de la tensión arterial. Este efecto es habitualmente modesto, y a menudo se corrige incrementando la dosis de la medicación para la tensión.

- Alergia a la aspirina. Las personas que tienen urticaria u otros síntomas de alergia a la aspirina deben evitar el uso de otros AINEs.

A) *AINEs no selectivos.* Los AINEs no selectivos son los fármacos antinflamatorios de siempre, como la aspirina, ibuprofen, naproxen, diclofenaco o indometacina. Son AINEs potentes.

En dosis bajas los AINEs alivian el dolor, pero se necesitan dosis más elevadas y tomadas de modo regular para suprimir la inflamación. Además, incluso a dosis antiinflamatorias, los AINEs deben ser tomados durante 2 a 4 semanas antes de conocerse su verdadera eficacia. Si la dosis inicial de AINEs no mejora sus síntomas, el médico puede recomendarle incrementar la dosis gradualmente o cambiar a otro AINE.

No se deberían asociar dos AINEs. Sin embargo, los AINEs parecen ser seguros cuando se toman con dosis bajas de aspirina.

Los efectos adversos de los AINEs pueden incluir erupciones cutáneas o alergias, dolor abdominal, úlceras o sangrado gastrointestinal, alteración de la función hepática, renal o de la médula ósea, tendencia aumentada al sangrado y, en las personas de más edad, alteración de la función del sistema nervioso.

El principal efecto adverso, el riesgo de presentar úlceras en el estómago o en la primera parte del intestino delgado (el duodeno) disminuye con el uso de los AINEs selectivos de la COX-2, o añadiendo medicación antiulcerosa al AINE no selectivo. Hay dos tipos de fármacos que reducen el riesgo gastrointestinal de los AINEs:

- Inhibidores de la producción ácida del estómago. Dosis altas de bloqueadores histamínicos como la ranitidina o famotidina, o dosis habituales de inhibidores de la producción de ácido como omeprazol y lansoprazol protegen contra el daño gástrico de los AINEs.

- Misoprostol. El misoprostol (Cytotec®) protege el tracto gastrointestinal de los efectos de los AINEs y puede reducir el riesgo de sangrado gastrointestinal. Los efectos adversos más frecuentes del misoprostol son diarrea y dolor abdominal.

B) *AINEs selectivos.* Los AINEs selectivos, también llamados inhibidores selectivos de la COX-2, parecen ser tan efectivos como los otros AINEs, causando menos efectos adversos gastrointestinales. Fármacos de este tipo son los «coxib», como celecoxib (Celebrex®), rofecoxib (Vioxx®), valdecoxib o etoricoxib.

Los AINEs selectivos se recomiendan en los pacientes que han tenido úlcera péptica, sangrado gastrointestinal o intolerancia gastrointestinal cuando toman AINEs no selectivos. Sin embargo, si alguna persona ha tenido úlceras o sangrado que no eran debidas al uso de AINEs, puede ser necesario usar una droga antiulcerosa junto con un AINE selectivo. En otras palabras, los AINEs selectivos COX-2 tienen un menor potencial para causar úlceras o sangrado gastrointestinal, pero no previenen las úlceras que tengan otro origen, como las debidas a infección crónica bacteriana del estómago.

Los AINEs selectivos, al igual que los otros, no están recomendados para las personas con insuficiencia renal, insuficiencia cardiaca congestiva o cirrosis, pacientes que toman diuréticos y personas alérgicas a la aspirina.

CORTICOIDES

Los corticoides tienen potentes efectos antiinflamatorios. Fármacos de este tipo son la prednisona (Dacortin®), metilprednisolona (Urbasón®) y deflazacort. Los corticoides se pueden tomar por boca, ser administrados por vía intramuscular e intravenosa, o ser inyectados directamente en la articulación (infiltraciones).

Los corticoides alivian rápidamente los síntomas de artritis reumatoide, como el dolor y la rigidez y también disminuyen la inflamación articular. Sin embargo, usados solos, los corticoides tienen sólo un efecto ligero sobre la disminución del daño articular. Se utilizan generalmente en pacientes con artritis reumatoide activa y que amenaza la capacidad funcional normal de la persona. En tales pacientes pueden ser de gran ayuda para controlar los síntomas y mantener la capacidad funcional, hasta que actúen los fármacos modificadores de la enfermedad, de acción más lenta.

Las infiltraciones articulares, usadas de modo juicioso, pueden proporcionar un gran alivio cuando sólo es una, o son pocas, las articulaciones especialmente sintomáticas (Ver más adelante en infiltraciones).

Los corticoides tienen muchos efectos secundarios, que fundamentalmente dependen de la dosis, como aumento de peso, empeoramiento de la diabetes, formación de cataratas en los ojos, osteoporosis e incremento del riesgo de infección. Por eso, cuando se usan, el objetivo es usar las dosis más bajas y el menor tiempo posible para reducir el riesgo de efectos adversos. El uso de fármacos modificadores de la enfermedad puede ayudar a reducir las dosis de corticoides.

En la artritis reumatoide es habitual el uso de dosis bajas de corticoides (inferiores a 10 mgs/día de prednisona) para mejorar la inflamación articular. Usados en estas dosis pueden proporcionar grandes beneficios con pocos efectos adversos. En ocasiones, son necesarias dosis más altas para controlar alteraciones asociadas graves o que amenazan la vida (vasculitis, pericarditis...).

FÁRMACOS MODIFICADORES DE LA ENFERMEDAD

También se suelen llamar «fármacos inductores de remisión», «tratamiento de fondo» o «fármacos de acción lenta». Estos fármacos pueden reducir sustancialmente la inflamación de la artritis reumatoide, aunque actúan lentamente cuando se comparan con los corticoides. Los fármacos modificadores de la enfermedad pueden reducir o evitar el daño articular, preservar la estructura y función articular y permitir a los pacientes continuar con sus actividades diarias. Son los fármacos fundamentales para controlar la enfermedad.

Fármacos de este tipo son:

- Antipalúdicos (Resochín®, Dolquine®)

- Sales de oro (Miocrín®, Ridaura®)

- D-Penicilamina (Sufortanón®, Cupripén®)

- Salazopirina (Salazopirina®)

- Metotrexate (Metotrexate®)

- Azatioprina (Imurel®)

- Ciclosporina (Sandimmun Neoral®)

- Leflunomida (Arava®)

Todos estos fármacos frenan de alguna manera el aumento de actividad del sistema inmune y/o inflamatorio, controlando así el proceso de la enfermedad. El fármaco base o fundamental de este grupo es en la actualidad el metotrexate, por su eficacia, tolerancia y comodidad de uso.

Hoy en día, se piensa que la mayoría, si no todos los pacientes con artritis reumatoide, debe ser tratado con alguna de estas medicaciones. El momento ideal para el inicio de estos fármacos es en los primeros meses tras el comienzo de la enfermedad. Esto se debe, como ya se ha dicho, a que el daño articular, que finalmente puede acabar en discapacidad, comienza temprano en el curso de la artritis reumatoide. El objetivo del tratamiento con fármacos modificadores de la enfermedad es prevenir en lo posible este daño articular, a la vez que reducir el dolor y la rigidez, y mantener la movilidad.

Durante el tratamiento con estos fármacos se puede producir una remisión de la artritis. La enfermedad con frecuencia reaparece si el fármaco es retirado, lo que lleva a algunos médicos a recomendar seguir con el fármaco aunque la enfermedad esté en remisión.

Se necesitan varias semanas o meses de tratamiento antes que los efectos de estos fármacos sean evidentes. No están diseñados para producir una alivio inmediato de los síntomas. Por ello se debe ser paciente y no considerarlos ineficaces antes de darles tiempo para actuar. Para el control inmediato de los síntomas se deben usar otros fármacos como los AINEs y los corticoides. La mejoría de los síntomas suele tardar en aparecer uno o dos meses con metotrexate, salazopirina y leflunomida, y dos o tres meses con el resto.

Todos estos fármacos tienen toxicidades conocidas, unas leves y otras más serias. Los efectos adversos varían con cada tipo de medicina. La mayoría aumentan la posibilidad de infecciones. Algunos pueden originar caída de pelo, alteraciones en las células de la sangre o pueden lesionar el hígado o el riñón, y algunas otras toxicidades posibles.

El médico, al prescribir estos fármacos, sopesará el riesgo de la toxicidad frente el beneficio potencial. Los detalles sobre estos aspectos del tratamiento deben ser comentados entre médico y paciente, cuyas preferencias ayudarán en la elección del fármaco. Los médicos controlarán cualquier problema potencial mediante análisis de sangre y otros métodos, y pueden decidir disminuir la dosis o cambiar de medicación si surgen problemas. En otros casos, se pueden asociar otras medicinas para contrarrestar o prevenir su toxicidad o efectos adversos.

La elección de un fármaco modificador de la enfermedad u otro depende de diversos factores, como la fase y severidad de la artritis reumatoide, de los efectos adversos de los fármacos, de los beneficios esperados y de las preferencias del paciente. Al comienzo del tratamiento es importante para médico y paciente comentar y estar de acuerdo sobre un plan de tratamiento general. Deberían discutirse los efectos adversos específicos y las toxicidades potenciales de las diversas medicinas que se consideren, la posología, la frecuencia con que hay que realizarse análisis y controles, los resultados esperables y cualquier otro factor. Esto ayudará a garantizar que paciente y médico están de acuerdo en un régimen que sea eficaz para la enfermedad y aceptable para el paciente. Una buena relación médico-paciente será de gran importancia en estos momentos.

En algunos casos sólo se usa un fármaco inductor de remisión, en otros se puede recomendar una combinación. A veces hay que probar con varios fármacos diferentes hasta conseguir el resultado deseado.

- ***Fármacos biológicos.*** Son proteínas producidas por bioingeniería que actúan en alguna fase del proceso inflamatorio. Estos medicamentos también modifican la evolución de la enfermedad y hacen más lento el progreso del daño articular. Actúan contra importantes mediadores de la inflamación, como el factor de necrosis tumoral (Infliximab/Remicade®, Etanercept/Enbrel®, Adalimumab/Humira®) y la interleukina-1(Anakinra/Kineret®).

  Estos agentes biológicos se prescriben en pacientes que no han respondido de un modo adecuado a otros fármacos modificadores de la enfermedad, en especial al metotrexate. Uno de estos fármacos (infliximab), se administra asociado al metotrexate para mejorar la eficacia. Su médico será la mejor fuente de información para su caso particular. No todos los enfermos son iguales, y es importante que su situación sea evaluada por alguien que conozca su caso.

CARACTERÍSTICAS DE LOS PRINCIPALES FÁRMACOS MODIFICADORES DE LA ENFERMEDAD

Fármaco	Posología	Principales efectos adversos	Controles	Tiempo que tarda en ser eficaz
Metotrexate	Semanal. Oral / inyectable	Hígado. Sangre. Pulmón. Caída de pelo. Tubo digestivo.	Análisis sangre.	1-2 meses
Antipalúdicos	Diaria. Oral	Oculares.	Oftalmológico.	2-6 meses
Salazopirina	Diaria. Oral	Sangre. Hígado. Piel.	Análisis sangre.	1-3 meses
Oro intramuscular	Semanal – mensual. Inyectable	Piel. Úlceras en boca. Sangre. Riñón.	Análisis sangre y orina.	3-6 meses
Oro oral	Diaria. Oral	Diarrea. Sangre. Riñón.	Análisis sangre y orina.	4-6 meses
D-Penicilamina	Diaria. Oral	Sangre. Riñón. Piel.	Análisis sangre y orina.	3-6 meses
Azatioprina	Diaria. Oral	Sangre. Hígado.	Análisis sangre.	2-3 meses
Ciclosporina	Diaria. Oral	Riñón. Hipertensión. Aumento de vello.	Análisis sangre. Control tensión.	2-4 meses
Leflunomida	Diaria. Oral	Hígado. Sangre. Piel. Caída de pelo.	Análisis de sangre.	1-2 meses
Infliximab	Cada ocho semanas. Inyectable endovenoso.	Infecciones.	Análisis de sangre.	Días-3 meses
Etanercept	Dos veces por semana. Subcutánea	Infecciones.	Análisis de sangre.	Días-3 meses
Adalimumab	Cada dos semanas. Subcutánea	Infecciones.	Análisis de sangre.	Días-3 meses
Anakinra	Diaria. Subcutánea	Infecciones. Sangre	Análisis de sangre.	1-3 meses

No se realiza una recopilación exhaustiva de todos los posibles efectos adversos. Sólo se recogen los más habituales.

INFILTRACIONES

- ***Infiltraciones de corticoides.*** Las inyecciones de corticoides en las articulaciones y en las estructuras que rodean la articulación son seguras y efectivas cuando son realizadas por un médico con experiencia. La infiltración de una o unas pocas articulaciones proporciona unos efectos a veces espectaculares, aunque suelen ser temporales. Un paciente que tiene un brote en una o unas pocas articulaciones puede ser tratado de modo adecuado infiltrando dicha articulación, sin requerir grandes cambios en el tratamiento prescrito.

  Como norma general, una misma articulación no debería infiltrarse más de una vez cada 3 meses. La necesidad de inyecciones repetidas en una articulación o en múltiples articulaciones indica la necesidad de evaluar y ajustar el plan de tratamiento.

- ***Sinovectomía isotópica.*** Es una terapia muy extendida en Europa, y también en España, que consiste en introducir en la articulación inflamada (generalmente, la rodilla) sustancias radiactivas para destruir el tejido sinovial inflamado. Los estudios indican que es una técnica eficaz y segura. Sin embargo, no hay evidencias científicas que demuestren que su eficacia es superior a las infiltraciones habituales con corticoides.

OTROS TRATAMIENTOS

En la actualidad, estos tratamientos están reservados, de modo experimental, para pacientes que no responden a ningún otro tipo de terapia. Tratamientos de este tipo son la inmunoadsorción (Prosorba), el trasplante de células madres, dosis altas de ciclofosfamida, algunos antibióticos, la talidomida, el tacrolimus o la radioterapia.

Puntos clave

- No tome medicamentos por su cuenta.

- El control de la enfermedad sólo se consigue con fármacos.

- No equivoque los enemigos. Su enemigo es la enfermedad. Los fármacos usados correctamente son sus aliados.

- Cumpla el tratamiento del modo indicado por su médico.

- Realice los controles que le indiquen.

- Comunique a su médico los posibles efectos adversos.

---

2. TERAPIAS NO FARMACOLÓGICAS

Según la *Guía para el tratamiento de la artritis reumatoide* del año 2002 del ACR (*American College of Rheumatology*) «el tratamiento óptimo de la artritis reumatoide va más allá de la terapia farmacológica. El paciente debe aprender desde el inicio que va a tener que vivir con una enfermedad crónica y que necesitará involucrarse en las decisiones sobre el tratamiento. Si el tratamiento no controla plenamente la enfermedad, el paciente necesitará adaptarse física y psicológicamente a esta enfermedad crónica, a sus brotes de agudización y a la pérdida funcional acompañante».

Estas terapias no sustituyen al tratamiento farmacológico, que es la base del tratamiento de la artritis reumatoide. Son complementos que le pueden ayudar a estar y vivir mejor.

Existe una amplia variedad de tratamientos no farmacológicos disponibles para el tratamiento de la artritis reumatoide.

- Educación y consejo.

- Descanso.

- Ejercicio.

- Medidas para alivio del dolor.

- Medidas de protección articular.

- Alimentación.

- Terapia psicosocial.

En este apartado se realiza una descripción general de este tipo de tratamientos. Una revisión más amplia y práctica sobre estos importantes aspectos se recoge en la segunda parte del libro: «Cuidados Personales».

EDUCACIÓN Y CONSEJO

La educación y el consejo por parte de personal experto pueden ayudar a los pacientes a comprender mejor la naturaleza de la artritis reumatoide y a enfrentarse mejor a los retos de esta enfermedad.

Los pacientes con artritis reumatoide y sus médicos deben establecer en conjunto un plan de tratamiento a largo plazo, definiendo unas expectativas razonables y evaluando los tratamientos estándar y los tratamientos alternativos. Los reumatólogos y demás personal sanitario juegan un papel muy importante en la educación del paciente y su familia.

Es importante que el paciente reciba una información veraz sobre la enfermedad, para que pueda actuar en consecuencia y colaborar activamente en el tratamiento.

DESCANSO

El cansancio es común en la artritis reumatoide (ver Capítulo 14: «Cansancio»). El reposo de las articulaciones inflamadas y de todo el cuerpo mediante una pequeña siesta a media mañana y por la tarde, a menudo ayuda a devolver las fuerzas. Un plan de reposo eficaz debe incluir un sueño adecuado, relajación y equilibrio entre descanso y ejercicio.

- Sueño adecuado. Sea generoso con el descanso de su cuerpo. Es bueno para la enfermedad. Realice un reposo por la noche de ocho a diez horas para mantener su nivel de energía y un buen estado de ánimo. El descanso nocturno también permite que las articulaciones descansen.

- Relajación. Si puede relajarse, reducirá el estrés en su vida y con ello reducirá los síntomas. Una parte del dolor que se asocia con las enfermedades reumáticas se debe a contractura muscular, que puede aliviarse con relajación.

- ***En las fases de actividad de la enfermedad es mejor el reposo que el ejercicio.*** Es importante conocer que en las fases de mayor actividad de la enfermedad se debe incrementar el descanso.

- El descanso debe alternarse con el ejercicio, manteniendo un equilibrio entre ambos.

EJERCICIO

El dolor y la rigidez llevan, con frecuencia, a los pacientes con artritis reumatoide a no usar sus articulaciones inflamadas. Esta inactividad puede producir pérdida de la movilidad articular, contractura y atrofia muscular. La debilidad, además, disminuye la estabilidad articular y, en definitiva, aumenta la fatiga y el daño articular (ver Capítulo 12: «Ejercicio y artritis reumatoide»). El ejercicio regular puede ayudar a prevenir y corregir estos efectos. Con el ejercicio podemos conseguir:

- Evitar la rigidez de las articulaciones.

- Mantener fuertes los músculos que rodean las articulaciones.

- Mejorar la flexibilidad de la articulación.

- Reducir el dolor.

- Mantener fuertes y sanos los huesos y los cartílagos.

- Mejorar la alineación articular.

- Mejorar el estado físico general.

En todo caso, la capacidad de realizar ejercicio y la posibilidad de beneficiarse de sus efectos varían según la actividad de la enfermedad y los daños residuales que esta haya causado. Consulte siempre a su médico antes de comenzar cualquier programa de ejercicios.

MEDIDAS PARA ALIVIAR EL DOLOR

Existen diversos métodos para mejorar o aliviar de modo temporal el dolor (ver Capítulo 11: «Métodos para alivio del dolor»). Entre ellos se pueden citar:

- Aplicación de calor o frío.

- Aplicación de cremas y geles.

- Reposo y relajación.

- Tratamiento con ultrasonidos y TENS.

MEDIDAS DE PROTECCIÓN ARTICULAR

La sobrecarga de las articulaciones dañadas por la artritis reumatoide puede incrementar el dolor y el daño articular. Por ello, es importante que proteja sus articulaciones y evite su sobrecarga (ver Capítulo 13: «Medidas generales de protección articular». Algunas de estas medidas son:

- Practicar una buena mecánica corporal y ergonomía. Mantener buenas posturas y adaptación para realizar las tareas con el menor trabajo posible.

- Evitar las actividades que desencadenen dolor.

- El uso de férulas de descarga pueden reducir el dolor articular y mejorar la función articular. También se puede beneficiar del uso de férulas para corregir deformidades, así como de plantillas (dispositivos para asegurar una posición correcta del pie) y de calzado ortopédico.

- Si son necesarios, puede obtener ayudar con el uso de diversos dispositivos que existen en el mercado para las actividades diarias.

ALIMENTACIÓN

No hay ninguna dieta que pueda «curar» la artritis reumatoide. Los pacientes con artritis reumatoide activa pueden tener poco apetito y hacer una ingesta de alimentos insuficiente. Sin embargo, también es recomendable una pérdida de peso en los pacientes con sobrepeso y obesos para reducir la carga sobre las articulaciones inflamadas. En definitiva, lo adecuado es hacer una dieta equilibrada y mantener el peso ideal (ver Capítulo 15: «Alimentación»).

La Fundación para la Artritis de EE UU (*Arthritis Foundation*) aconseja para las personas que tienen artritis seguir una dieta basada en las siguientes recomendaciones.

- ***Siga una dieta variada.*** Llevar una alimentación variada proporcionará a su cuerpo todos los nutrientes que necesita.

- **Mantenga su peso ideal.** Así evitará la sobrecarga de caderas, rodillas y pies. Para adelgazar es necesario comer menos y hacer más ejercicio.

- **Evite el exceso de grasas y azúcar.** Las personas con artritis reumatoide tienen un riesgo algo mayor de enfermedad coronaria. Los niveles elevados de colesterol son uno de los factores de riesgo para la enfermedad coronaria. El colesterol se encuentra sobre todo en las grasas de origen animal.

- **Coma alimentos con fibra** (frutas, verduras) **e hidratos de carbono** (legumbres y pasta).

- **Controle el exceso de sal.** La sal puede producir retención de líquidos y agravar la hipertensión arterial.

- **Evite el consumo de alcohol.**

TERAPIA PSICOSOCIAL

Vivir con dolor y cansancio crónicos puede contribuir a que algunas personas se depriman, con lo que disminuye su capacidad para sobrellevar el dolor y se incrementan el dolor, el estrés y el cansancio. Este círculo vicioso de dolor, depresión y estrés puede impedir al paciente disfrutar de su vida al máximo. Enfrentarse al dolor con una actitud positiva puede ayudar a romper ese círculo vicioso (ver Capítulo 18: «Terapia psicosocial»).

Algunos programas de autoayuda, terapia cognitiva-conductual, técnicas de relajación, grupos de apoyo, ..., han demostrado su utilidad para reducir el dolor, mejorar la depresión y disminuir la incapacidad en personas con artritis reumatoide, a la vez que les permite algún control sobre su enfermedad.

Puntos clave

- Estas terapias no sustituyen a los fármacos, que son la base del tratamiento.

- Su utilidad está fuera de toda duda. Las terapias no farmacológicas son útiles como tratamiento complementario.

- Mantenga equilibrio entre descanso / ejercicio.

- Lleve una vida sana.

- Mantenga una actitud positiva y colaboradora.

3.　TRATAMIENTO QUIRÚRGICO

La inflamación articular crónica producida por la artritis reumatoide puede producir lesiones destructivas del cartílago y del hueso. Debido a estas lesiones destructivas, más de la tercera parte de los enfermos con artritis reumatoide necesitarán en algún momento de la cirugía ortopédica y reparadora en una o más articulaciones. En estos casos es indispensable la colaboración entre reumatólogo, cirujano y rehabilitador.

El reumatólogo debe aconsejar cuándo, cómo y lo que puede ofrecer tal o cual operación. Por ejemplo, se suele preferir operar antes una articulación de la extremidad inferior que una de la superior, por la trascendencia para caminar. En el miembro inferior es mejor operar antes el pie o la cadera que la rodilla, porque una rodilla funcional e indolora no servirá de mucho si la cadera o el pie del mismo miembro no reúnen estas condiciones. En cualquier caso, no se operan radiografías sino personas. Si sus radiografías están bastante mal, pero no tiene mucho dolor y funcionalmente está aceptable, probablemente lo mejor sea no operarse.

El propósito fundamental de la cirugía es reducir el dolor, mejorar la función de las articulaciones afectadas y mejorar la capacidad del paciente para realizar las actividades de la vida diaria. La cirugía no es aconsejable para todo el mundo y la decisión debe ser tomada sólo después de una cuidadosa consideración por parte del paciente, del reumatólogo y del cirujano. Se deberán valorar el estado de salud general del paciente, el estado de las articulaciones y tendones que van a ser operados, y los riesgos y beneficios de la cirugía.

Existen varios tipos de tratamientos quirúrgicos disponibles para los pacientes con artritis reumatoide y daño articular severo.

- ***Prótesis articular:*** También se suele hablar de artroplastia. Es el tratamiento quirúrgico más frecuentemente realizado en los pacientes con artritis reumatoide, y se realiza fundamentalmente para aliviar el dolor y mejorar la función articular. Las articulaciones artificiales no son siempre permanentes y eventualmente tienen que ser reemplazadas. Esto puede ser un problema para la gente joven.

- ***Cirugía de recambio protésico:*** Esta cirugía se realiza cuando una prótesis implantada previamente se ha desgastado. Su realización es más difícil que la colocación inicial de la prótesis.

- ***Reconstrucción tendinosa:*** La artritis reumatoide puede dañar e incluso romper los tendones (los tejidos que fijan los músculos al hueso). Esta cirugía, que se usa sobre todo en las manos, repara los tendones dañados fijando un tendón sano al lesionado. Con este proceder se puede restaurar la función de la mano, sobre todo cuando se produce una rotura tendinosa completa.

- ***Artroscopia:*** Consiste en la utilización de un tubo muy fino con una luz en su extremo, llamado artroscopio, con el cual se puede ver directamente la articulación a través de una pequeña incisión en la piel. Con el artroscopio se pueden ver y tratar problemas como lesiones de los meniscos de las rodillas, retirar restos del cartílago articular, arreglar lesiones de ligamentos y realizar sinovectomías. El artroscopio se usa sobre todo para las rodillas y los hombros.

- **Resecciones:** Consiste en retirar parte o todo un hueso. Se suele realizar cuando las articulaciones de los pies están tan afectadas que hacen difícil y doloroso el caminar, o para quitar juanetes dolorosos. La resección de una parte de la muñeca, del pulgar o del codo también puede mejorar la función y aliviar el dolor.

- Otros procedimientos: **Sinovectomía:** En este tipo de cirugía se retira el tejido sinovial inflamado, con lo que se disminuyen el dolor y la inflamación, y se hace más lento el daño articular. La sinovectomía como tal, se lleva a cabo pocas veces, porque habitualmente no puede retirarse todo el tejido articular y suele volver a crecer años más tarde, con lo que el problema puede reaparecer. Suele realizarse como parte de la cirugía, en especial en las reconstrucciones tendinosas. Se puede realizar abriendo la articulación o mediante artroscopia. **Artrodesis:** Es una fusión de los huesos para aliviar el dolor. Se realiza sobre todo en tobillos, muñecas y dedos, aunque su uso en la actualidad no es habitual. Los dos huesos que forman una articulación son unidos, por lo que la articulación fusionada pierde su movilidad. Sin embargo una articulación fusionada soporta el peso mejor, es más estable y deja de ser dolorosa. **Osteotomia:** Consiste en la correción de una deformidad ósea cortando y alineando el hueso. Suele usarse para pacientes con artrosis ligera y mala alineación de ciertas articulaciones.

INTERVENCIONES MÁS FRECUENTES

La probabilidad de tener que someterse a una intervención quirúrgica por la artritis reumatoide es mayor en las mujeres, en los pacientes más jóvenes y en aquellos con factor reumatoide positivo y nódulos. Las articulaciones más intervenidas son caderas, rodillas, muñecas y pies. Las prótesis colocadas con más frecuencia son las de cadera y rodilla.

- **Cadera.** La prótesis total de cadera es una de las operaciones más satisfactorias. Con ella se consigue suprimir el dolor y mejorar en gran manera la función (poder estar de pie y caminar). Los problemas fundamentales son el aflojamiento de la prótesis y la infección.

- **Rodilla.** En la rodilla se pueden realizar sinovectomías abiertas o artroscópicas, en los casos en que sólo esta articulación está especialmente sintomática. En el espacio de 3 a 5 años a menudo se produce un nuevo crecimiento de la membrana sinovial. En los casos en que la enfermedad articular está muy avanzada y sintomática los resultados de una prótesis total de rodilla pueden ser excelentes. El riesgo fundamental es la infección.

- **Tobillo.** La artrodesis del tobillo es el método más seguro para aliviar el dolor, pero no es un procedimiento habitual, porque la artrodesis puede ser difícil de conseguir, las complicaciones son frecuentes y el tobillo queda fijo, sin movilidad. Si las alteraciones son en la zona inferior al tobillo, por desviación hacia fuera del pie, y no se corrige con medicación y apoyo ortopédico, puede ser necesaria la realización de artrodesis de las articulaciones de la zona.

- **Pies.** Cuando la zona afectada es la parte anterior del pie y origina intensos dolores y dificultades para caminar que no se corrigen con plantillas suele dar buenos resultados la resección de las cabezas metatarsianas (procedimiento de Hoffman).

- **Muñeca.** La artritis grave de la muñeca puede tratarse con artrodesis, aunque no es raro encontrarse muñecas muy deformadas y, sin embargo, muy útiles. Más frecuente es la sinovectomía y resección del extremo del cúbito. Con mayor frecuencia hay que reparar quirúrgicamente los tendones extensores o un síndrome del túnel carpiano.

- *Manos.* La artroplastia de metacarpofalángicas (prótesis de Swanson) se realiza en ocasiones. Se suele conseguir una mejoría del dolor y de la apariencia estética, pero escaso beneficio en la capacidad funcional.

- *Codo.* Se realizan sinovectomías con o sin la extirpación de la cabeza del radio y también prótesis de codos, aunque ambas intervenciones no son habituales.

- *Hombro.* Ocasionalmente se realizan sinovectomías y también prótesis de hombro. Los resultados no suelen ser brillantes por el mal estado de músculos y tendones. Se puede esperar un alivio del dolor, pero no es probable una mejoría funcional.

- *Columna cervical.* Cuando hay dolor incontrolado y afectación de la médula espinal por una inestabilidad de la articulación atlantoaxoidea es necesario realizar una fijación de estas vértebras mediante artrodesis posterior.

BENEFICIOS Y RIESGOS DE LAS PRÓTESIS

Beneficios

- Mejorar el movimiento y la función articular. La cirugía puede sustituir o estabilizar la articulación, permitiendo estar de pie o caminar con más facilidad.

- Aliviar el dolor. La cirugía puede aliviar el dolor que no responde a otras opciones terapéuticas.

- Corregir la deformidad articular. La cirugía puede mejorar el alineamiento de las articulaciones deformadas, mejorando así el funcionamiento de dichas articulaciones, además de la apariencia estética.

Riesgos

- Deben estar adecuadamente controlados otros problemas de salud. Si el paciente tiene otros problemas médicos, como patología cardiaca o pulmonar, el riesgo de la cirugía es mayor. También se debe excluir la presencia de infecciones antes de la cirugía, pues podrían causar complicaciones de importancia.

- Se pueden formar coágulos de sangre. Se reduce este riesgo tomando medicamentos para evitarlos y con la movilización precoz del paciente.

- El exceso de peso añade un esfuerzo extra a su corazón y pulmones. El exceso de kilos puede también hacer más lenta la recuperación. Si está obeso piense en los riesgos y considere adelgazar antes de ir adelante con la operación.

PREPARACIÓN PARA LA CIRUGÍA

Una vez que han decidido que la cirugía puede ayudarle, es importante prepararse física y mentalmente para que las cosas vayan lo mejor posible. Es importante comprender el proceso y su papel como paciente para que su recuperación sea más rápida y sin problemas.

- Antes de la operación, los anestesistas le realizarán un examen físico completo para asegurarse de que no hay otros problemas que puedan interferir con la cirugía. Suele ser habitual la realización de análisis de sangre de rutina, estudios de coagulación, radiografías y electrocardiograma.

- Debe informar al anestesista si tiene problemas en la columna cervical, pues puede dificultar la anestesia.

- Comente con su reumatólogo, cirujano y anestesista las medicaciones que está tomando y si alguna debe suspenderse antes de la intervención.

- Si está tomando aspirina, otros antiagregantes de las plaquetas o anticoagulantes, necesitará suspenderlos antes de la cirugía para evitar el riesgo de sangrado.

- Si está tomando corticoides es probable que sea necesario aumentar la dosis en los días de la operación.

- Comente con su médico si tiene problemas con las transfusiones de sangre y si las va a necesitar.

- Es bueno perder peso antes de la operación, pero no se aconseja una dieta severa en el mes anterior a la cirugía. Lleve una dieta equilibrada.

- Si es fumador, intente dejar de fumar.

- Comente cualquier infección a su cirujano, puede ser un motivo para posponer la operación.

- Después de intervenciones en las extremidades inferiores es probable que necesite muletas u otras ayudas en su recuperación. Comente con su médico qué dispositivo es más adecuado en función del estado articular de sus manos, codos y hombros.

- Asegúrese de que su casa está adecuadamente adaptada para cuando vuelva de la intervención; por ejemplo, si necesitará dispositivos especiales para el aseo o baño, o si tiene alguna persona que le ayude en su casa al inicio de la recuperación.

OTRAS CONSIDERACIONES

La artritis reumatoide afecta a múltiples articulaciones. Es preciso ser razonable y actuar quirúrgicamente sobre aquellas articulaciones en que el beneficio compense claramente las molestias y riesgos. Si pasa la vida operándose perderá calidad de vida y se someterá a múltiples riesgos.

Es frecuente encontrarse con manos muy deformadas, pero no dolorosas y suficientemente útiles. Cuando se operan, los resultados funcionales de esta cirugía sofisticada y compleja no suelen estar a la altura del resultado estético.

La recuperación lleva un tiempo y exige su colaboración. Suele ser necesaria la realización de ejercicios y un estricto plan de recuperación. Es muy importante su esfuerzo a la hora de conseguir una mejor recuperación. Necesitará estar preparado para varias semanas de trabajo y constancia.

Es importante que aclare con el cirujano otro tipo de cuestiones, como riesgos específicos de la cirugía, tipo de anestesia, necesidad de transfusiones de sangre, duración habitual de la operación y del postoperatorio,... También debe informarse sobre limitaciones posibles después de la operación, como el aseo, conducir, subir escaleras o mantener relaciones sexuales.

Puntos clave
• No hay operación que «cure» la artritis reumatoide, como la apendicitis.
• La cirugía corrige problemas articulares individuales.
• El éxito de una prótesis de cadera o rodilla, en una articulación muy dolorosa y con una función muy limitada, puede ser espectacular.

8

Complicaciones que conviene vigilar

La artritis reumatoide es una enfermedad sistémica. Esto quiere decir que, además de afectar las articulaciones, puede lesionar muchos otros órganos y sistemas.

MANIFESTACIONES EXTRAARTICULARES

Como ya se ha comentado en «Los síntomas» (Capítulo V), en la artritis reumatoide puede haber diversas manifestaciones extraarticulares, como lesiones de los pulmones y la pleura, daño de los diversos tejidos del corazón, alteraciones oculares, problemas renales, lesiones en el sistema nervioso periférico y en los vasos sanguíneos, además de otras complicaciones como el síndrome de Felty (pocos glóbulos blancos, bazo grande y predisposición a las infecciones), la amiloidosis (depósito de una proteína, llamada amiloide, en diversos órganos, en especial en el riñón) o el síndrome de Sjögren (ojo seco y boca seca).

En general, las manifestaciones extraarticulares requerirán un tratamiento más intensivo de la enfermedad, y de ello se ocupará su médico.

ENFERMEDADES ASOCIADAS

Además de las manifestaciones extraarticulares, directamente asociadas a la enfermedad, los pacientes con artritis reumatoide pueden presentar otras enfermedades asociadas, no directamente relacionadas, como la arteriosclerosis y enfermedad cardiovascular, infecciones, osteoporosis o depresión.

Como se ha dicho en el apartado de «Evolución y Pronóstico» (Capítulo 6), las manifestaciones extraarticulares y las enfermedades asociadas tienen una importancia decisiva en el pronóstico funcional y de supervivencia.

Nos interesa tratar en este punto algunas de estas complicaciones, que tienen una gran importancia en el pronóstico o en la calidad de vida y que tienen una prevención o tratamiento eficaces, para lo cual es muy importante su colaboración.

1. OSTEOPOROSIS

Tanto las mujeres como los varones con artritis reumatoide tienen más riesgo de padecer osteoporosis y sufrir fracturas que la población general. Sus consecuencias pueden ser devastadoras. Tras una fractura de cadera, aproximadamente la mitad de los pacientes es incapaz de caminar sin ayuda y una cuarta parte de ellos requiere atención prolongada en el hospital y en su domicilio. Los aplastamientos vertebrales, también relativamente comunes en la artritis reumatoide, pueden originar un deterioro importante en la calidad de vida y, en ocasiones, ser causa de dolor crónico e incapacidad.

La artritis reumatoide por sí misma ya condiciona un mayor riesgo de osteoporosis y fracturas. Otros factores que tienen importancia en la aparición de osteoporosis en estos pacientes son la edad, el índice de masa corporal, el grado de actividad de la enfermedad, la duración de la enfermedad, el estado funcional y el tratamiento con corticoides (ver la tabla).

<table>
<tr><td align="center">Factores de riesgo de osteoporosis</td></tr>
</table>

Generales

- Edad.
- Sexo femenino.
- Herencia. Antecedentes familiares.
- Peso bajo.
- Dieta pobre en lácteos. Tabaco. Alcohol.
- Menopausia precoz.

Propios de la artritis reumatoide

- Actividad de la enfermedad.
- Inmovilidad. Menor actividad física.
- Tratamiento con corticoides.

La osteoporosis asociada al tratamiento con corticoides probablemente representa la complicación más importante de la administración crónica de corticoides en la artritis reumatoide. La pérdida de hueso comienza desde los primeros días del tratamiento, siguiendo un curso rápido en los primeros meses y haciéndose más lenta dicha pérdida posteriormente. Al menos el 25% de los pacientes con artritis reumatoide tratados con corticoides de forma continuada presenta alguna fractura ósea por osteoporosis.

Es bastante habitual usar dosis bajas de corticoide (generalmente iguales o inferiores a 7,5 mg/día de prednisona) para el control de la artritis reumatoide. Estas dosis son eficaces para el control de la enfermedad con escasos efectos adversos. Sin embargo, con frecuencia no es posible suspender los corticoides posteriormente.

Existe cierta controversia entre los médicos sobre si hay una dosis segura de corticoides que no haga daño al esqueleto. Para algunos, las dosis inferiores a 5 mg/día de prednisona no tendrían un efecto relevante sobre el hueso. Para otros, cualquier dosis de corticoide puede disminuir la masa ósea y aumentar el riesgo de fractura.

Como hemos dicho, la artritis reumatoide por sí misma es un factor de riesgo para la osteoporosis, por lo que cualquier paciente con artritis reumatoide tratado con corticoides ya tiene dos factores de riesgo importantes para la osteoporosis.

Por otra parte, a pesar de la existencia de fármacos eficaces y guías de prevención y tratamiento de la osteoporosis inducida por corticoides, sólo una minoría de estos pacientes reciben un tratamiento eficaz para la misma. Las causas de esta falta de tratamiento podrían estar en el deseo tanto de médicos como de pacientes de no tomar tantos fármacos, así como en la evidencia de que si los tratamientos se complican, el nivel de cumplimiento del mismo por parte del paciente es menor.

La densidad mineral ósea, medida con un densitómetro de rayos X de energía dual (DEXA), se considera el mejor método disponible para predecir el riesgo de fracturas. Por estas razones, los pacientes con artritis reumatoide, en especial las mujeres postmenopáusicas y aquellos que están recibiendo corticoides deberían tener una determinación densitométrica basal y determinaciones de densidad mineral ósea periódicas para reevaluar el riesgo y monitorizar la eficacia de los tratamientos. Como ya hemos dicho, la pérdida de hueso producida por los corticoides se produce desde el inicio del tratamiento, por lo que debería considerarse la realización de un densitometría en todos los pacientes que van a ser tratados de forma continua durante más de tres meses con corticoides.

Aunque la menopausia se haya producido hace muchos años, o aunque su médico le haya dicho que ya tiene osteoporosis, nunca es demasiado tarde para actuar.

MEDIDAS PARA REDUCIR EL RIESGO DE OSTEOPOROSIS

No podemos evitar padecer una artritis reumatoide, probablemente debamos usar dosis bajas de corticoides para el control de la enfermedad y no nos es posible evitar el paso del tiempo sobre nuestros huesos. Lo que sí podemos hacer es poner en práctica unas medidas generales para la prevención de la osteoporosis.

- ***Deje de fumar.*** Si no ha dejado ya de fumar para proteger sus pulmones, su corazón y su circulación, la osteoporosis es otra razón para hacerlo. Hay muchas maneras de hacer más fácil el abandono del tabaco, y su médico podrá aconsejarle la mejor en su caso.

- ***Reduzca el consumo de alcohol.*** El consumo de pequeñas cantidades de alcohol no es malo, pero si bebe regularmente puede estar aumentando su riesgo de osteoporosis. Además, el consumo excesivo de alcohol incrementa el riesgo de sufrir una caída.

- ***Haga ejercicio.*** El ejercicio regular ayuda a evitar la pérdida de hueso. No hay que hacer ejercicios enérgicos para lograr estos fines. Lo más importante es hacerlo con regularidad. Un paseo diario con el perro es mucho mejor que un partido de tenis una vez por semana. No haga esfuerzos excesivos al principio, sobre todo si hace bastante tiempo que no se ejercita. Debe consultar a su médico antes de empezar cualquier programa de ejercicios.

- ***Aumente el calcio de la dieta.*** Una ingesta adecuada de calcio es imprescindible para la prevención y tratamiento de la osteoporosis. Se aconseja una ingesta diaria de 1.000 mg de calcio en la mayoría de los adultos, aunque las mujeres postmenopáusicas y los pacientes con osteoporosis deben aumentar la ingesta diaria de calcio a 1.500 mg y

400 a 800 UI/día de vitamina D. Para que se haga una idea, un litro de leche tiene 1.200 mg de calcio, y un litro de leche enriquecida en calcio tiene 1.600 mg. Una ingesta de 1.000 mg de calcio al día se consigue con medio litro de leche más el calcio que lleva la dieta normal. Si no recibe la cantidad adecuada de calcio con la dieta, su médico podrá aconsejarle los suplementos adecuados.

En la siguiente tabla aparecen las equivalencias aproximadas en el contenido de calcio de algunos alimentos.

Los siguientes alimentos contienen 250 mg de calcio	
Lácteos	**No lácteos**
1 vaso de leche normal **2 yogures** **2 cuajadas** **125 g de queso fresco** **30 g de queso curado**	250 g de legumbre (garbanzos) 250 g de verdura (brécol) 2 puñados de almendras o avellanas 5 naranjas 1 latilla de sardinas 1 kg de pan

Puede calcular de modo sencillo su consumo diario de calcio con la ingesta de lácteos(ver en la parte izquierda de la tabla) y sumándole 300-400 mg de calcio que aproximadamente lleva una dieta habitual.

- ***Usar la dosis más baja efectiva de corticoides*** y durante el menor tiempo posible, siempre siguiendo las indicaciones de su médico. Puede ser aconsejable usar como corticoide el deflazacort por sus menores efectos nocivos sobre el hueso.

- En los pacientes que deban tomar corticoides durante largos períodos de tiempo, y en aquellos que tengan signos de pérdida de hueso a pesar de haber adoptado las medidas previas, el médico puede prescribir fármacos, como la terapia hormonal sustitutiva (hasta hace poco el tratamiento base de la osteoporosis, pero cada vez más en entredicho), alendronato (Fosamax®), risedronato (Actonel®), etidronato (Osteum®, Difosfen®), raloxifeno (Evista®, Optruma®) y calcitonina, que pueden ayudar a reducir la pérdida de hueso.

NORMAS PARA EVITAR CAÍDAS

Todos los años, miles de pacientes ancianos sufren caídas, muchas de ellas en su propia casa. Con frecuencia sufren daños físicos graves y algunos quedan incapacitados para siempre o mueren a causa de la caída. Las caídas se deben a riesgos fácilmente evitables. Se aconseja tomar las siguientes medidas.

- Haga ejercicio regularmente. El ejercicio le fortalece, y mejora su equilibrio y coordinación.

- Pida a su médico o farmacéutico que revise las medicinas que esté tomando, incluyendo los medicamentos que no requieran receta. Algunas medicinas pueden hacer que se encuentre con sueño o mareado. Lo mismo puede ocurrir con el consumo excesivo de alcohol.

- Visite al oftalmólogo al menos una vez al año. La vista deficiente puede aumentar su riesgo de caída.

- Levántese lentamente después de estar sentado o acostado. No se levante por la noche sin dar la luz. Tenga el interruptor de la luz a mano.

- Use zapatos resistentes con suelas finas antideslizantes.

- Revise su domicilio y retire los posibles obstáculos. Estos son algunos consejos útiles para evitar peligros en el domicilio.

  - Retire la alfombras que se puedan deslizar o en las que se pueda tropezar.

- Retire los cables atravesados en zonas de paso.

- Revise los peldaños de las escaleras.

- Ponga barandilla en la escalera si no la tiene.

- Mejore la iluminación de su hogar. Utilice bombillas de más potencia (al menos 60 watios).

- En las estanterías tenga las cosas de uso habitual a mano para no tener que subirse a sillas o escaleras.

- Coloque una esterilla o tiras antideslizantes en el suelo de la bañera o ducha.

- Si tiene problemas para entrar o salir de la bañera o para levantarse del inodoro, solicite ayuda o coloque asideros que le faciliten estas tareas.

• Si está muy torpe (mayor riesgo de caídas) y es una persona delgada (poca protección de grasa en las caderas) comente con su médico la conveniencia de usar unas fajas especiales con un almohadillado protector en la zona de las caderas. Este tipo de fajas ha demostrado su eficacia en la reducción del número de fracturas de cadera.

CONSEJOS PRÁCTICOS POR SI SE PRODUCE UNA CAÍDA

• Mantenga los números de emergencia (centro de salud, ambulancia, policía, emergencias en general...), de tamaño grande, que se puedan ver fácilmente, cerca de cada teléfono.

• Si vive solo, Piense en llevar un dispositivo de alarma que le permita recibir ayuda en caso de sufrir una caída.

<table>
<tr><td colspan="1">Puntos clave</td></tr>
<tr><td>

• No fume.

• No beba alcohol en exceso.

• Manténgase activo físicamente.

• Aumente la ingesta de calcio.

• Use los corticoides en las dosis que le indique su médico.

• Siga las medidas preventivas para evitar caídas.

</td></tr>
</table>

2. ARTERIOSCLEROSIS

La arteriosclerosis y su principal secuela clínica, la enfermedad cardiovascular (cardiopatía isquémica, infarto de miocardio...) es más frecuente de lo esperado en los pacientes con artritis reumatoide. La enfermedad cardiovascular es la causa principal de mortalidad en la artritis reumatoide, siendo responsable de casi la mitad de todas las muertes. También es la principal causa de muerte en la población general en los países industrializados.

No parece que los factores de riesgo habituales para la enfermedad cardiovascular (hipertensión, diabetes, tabaco y colesterol) estén especialmente alterados en la artritis reumatoide. Todo parece indicar que son los mediadores de la inflamación los principales responsables de la aparición de la enfermedad cardiovascular en la artritis reumatoide.

Los marcadores de la inflamación, y en especial la proteína C reactiva (PCR), son factores de riesgo, independientes de los habituales, para la enfermedad cardiovascular. Los pacientes con PCR más elevada presentan 3 veces más de posibilidades de tener un infarto de miocardio. La administración de dosis bajas de aspirina a estos pacientes con PCR elevada reduce estas posibilidades casi a la mitad.

No está muy claro el papel de la dislipemia (alteraciones en el colesterol y los triglicéridos) en la enfermedad cardiovascular de la artritis reumatoide. Los pacientes con artritis reumatoide activa y grave suelen tener niveles más bajos de colesterol, que podrían deberse a una desnutrición relativa. En otros estudios se ha encontrado una disminución de los niveles de colesterol HDL (colesterol bueno). Los antipalúdicos de síntesis parecen afectar favorablemente el perfil lipídico, por lo que podrían ser un fármaco modificador de la enfermedad aconsejado en los pacientes con mayor riesgo.

Paradójicamente, también los fármacos que intentan combatir la inflamación pueden añadir algún riesgo de enfermedad cardiovascular. Los AINEs pueden provocar hipertensión arterial o agravar la ya existente. La COX-2 posee actividad antitrombótica, por lo que los nuevos AINEs inhibidores de la COX-2 podrían favorecer la trombosis y la enfermedad car-

---

Factores de riesgo cardiovascular en artritis reumatoide

Generales

- Fumar.
- Hipertensión.
- Diabetes mellitus.
- Hiperlipidemia (colesterol, triglicéridos).
- Edad avanzada.

Propios de la artritis reumatoide

- Actividad de la enfermedad.
- Niveles elevados de PCR.
- Descenso de HDL.
- Fármacos:
    - AINEs (¿más los inhibidores COX-2?).
    - Corticoides.
    - Salazopirina.

diovascular. Los corticoides pueden producir hipertensión, hiperglucemia e hiperlipidemia, todos ellos factores de riesgo de enfermedad cardiovascular. El metotrexate y la salazopirina aumentan los niveles de homocisteína, un nuevo factor de riesgo cardiovascular. Sin embargo, el ácido fólico disminuye los niveles de homocisteína y podría evitar este efecto.

El metotrexate ha demostrado mejorar la supervivencia de los pacientes con artritis reumatoide, disminuyendo el riesgo cardiovascular, por lo que sus efectos sobre la PCR y la actividad inflamatoria de la enfermedad parecen muy superiores a los efectos sobre la homocisteina. En definitiva, el control de la actividad de la enfermedad puede reducir el riesgo cardiovascular, lo cual es otro argumento para un tratamiento precoz, intensivo y mantenido de la artritis reumatoide.

Son muy importantes las medidas preventivas que están a nuestro alcance para evitar la enfermedad cardiovascular. Algunas medidas corresponden a su médico y otras pueden ser adoptadas sin más por el paciente, pues consisten simplemente en llevar una vida más saludable, como se recoge en las recomendaciones generales siguientes.

Puntos clave

- No fume.

- Use poca sal en la dieta, para evitar la hipertensión.

- Disminuya las grasas de origen animal en la dieta.

- Controle periódicamente la tensión arterial, el colesterol y los triglicéridos.

- Haga ejercicio físico.

- Valore con su médico la conveniencia de tomar dosis bajas de aspirina.

3. SÍNDROME DE SJÖGREN

Entre un 20 y un 50% de los pacientes con artritis reumatoide presentan asociado un síndrome de Sjögren, caracterizado fundamentalmente por boca seca y ojos secos, debido al daño de las glándulas salivares y lagrimales, aunque también pueden presentar sequedad más general, en piel y mucosas...

El tratamiento debe ser individualizado y dependerá de la intensidad de los síntomas, pudiendo variar desde no hacer nada, hasta tratamientos múltiples y complejos. Para todos los pacientes serán útiles las siguientes medidas generales.

- Información adecuada sobre la enfermedad.

- Evitar en lo posible los fármacos que pueden empeorar la sequedad, como los antidepresivos, antihistamínicos y antiespasmódicos.

- Vigilar, y si es posible evitar, los ambientes muy secos, como los locales comerciales con aire acondicionado, las casas con calefacción central, los lugares de mucho viento y los irritantes como el polvo y el tabaco.

BOCA SECA

El tratamiento de la boca seca es un problema difícil. Además de la propia sequedad crónica, los pacientes presentan caries dentales progresivas y otros problemas bucales por la sequedad. Antes de iniciar un programa de tratamiento es importante identificar algunas situaciones que pueden incrementar la sequedad de la boca, como respirar por la boca (debido a congestión nasal), tabaco, estrés, depresión y la toma de los fármacos ya referidos. Algunos remedios caseros y hierbas pueden tener también este tipo de efectos.

Los dos componentes fundamentales del tratamiento de la boca seca son la estimulación del flujo salivar existente y los sustitutos de la saliva. Además, será necesario tratar y prevenir sus complicaciones: caries dental e infecciones de la boca por hongos.

- ***Estimulación del flujo salivar existente.*** Simplemente chupar caramelos sin azúcar puede estimular el flujo salivar en muchos pacientes. Hay tabletas o comprimidos sin azúcar con sabor a cítricos. Estos comprimidos también contienen ácido málico, que normalmente se encuentra en frutas como las manzanas o peras y que también estimulan el flujo salivar (Secrecime®). Los chicles sin azúcar que contengan como edulcorante aspartamo, sacarina y sorbitol, también pueden ser útiles. Tener cuidado siempre de no incrementar el riesgo de caries con chicles o caramelos con azúcar.

  La pilocarpina (Salagen®) y la cevimelina (Evoxac®) pueden incrementar el flujo salivar y lacrimal. Tienen efectos adversos como sudoración excesiva, dolor abdominal, sofocos, náuseas, diarrea, rinitis y alteraciones visuales. Están contraindicadas en pacientes con asma, glaucoma y si existen arritmias cardiacas. En todo caso, estos medicamentos deben ser indicados por su médico. La eledoisina (Eloisin® colirio), 1 gota tres veces al día por vía oral, puede estimular la secreción salivar en algunos pacientes.

- ***Sustitutos de la saliva.*** Tomar pequeños y frecuentes sorbos de agua o enjuagarse la boca con agua es, en muchos casos, el mejor sustituto de la saliva. Muchos pacientes acostumbran a llevar una pequeña botella de agua para humedecer su boca.

  Hay varios sustitutos de saliva que difieren en su sabor y conservantes, y que pueden probarse en aquellos pacientes que no obtienen suficiente alivio con el agua. Las salivas artificiales proporcionan una lubricación más duradera que el agua y por ello son más útiles por la noche. A muchos pacientes no les gustan por su viscosidad. Dado que hay diversos productos disponibles en el mercado (Bucalsone® spray, Bucohidrat® 60 ml spray saliva artificial, OralBalance® gel oral, Salivart® spray, Ensalivar® spray) y muy variables las preferencias individuales, se aconseja probar diferentes formulaciones. No están financiadas por la Seguridad Social y no necesitan receta, pero algunas son realmente caras.

- ***Caries dental.*** La caries dental es un problema importante en las personas con boca seca. Evitar esta complicación en los pacientes con síndrome de Sjögren exige los mismos principios que en el resto de la población: cuidado meticuloso en la limpieza dental y visitas frecuentes al dentista (al menos, cada 6 meses). La prevención y cuidado de los dientes por su odontólogo se complementa con el cepillado frecuente y el uso de la seda dental.

  Existen comercializadas algunas pastas de dientes para los pacientes con boca seca, por ejemplo Xero-Lácer®, Biotene®, Elgydium® dentífrico, OralBalance® dentífrico. Estos dentífricos no tienen detergentes, ni alcohol, que pueden secar e irritar más. Se aconseja que la pasta de dientes contenga flúor.

  Puede ser aconsejable el uso de cepillos de dientes especiales, como los que proporcionan cepillado interdental (para la limpieza entre los dientes) y los cepillos eléctricos, para los pacientes con artritis reumatoide y dificultades en el manejo de los cepillos normales.

- ***Candidiasis oral.*** A los pacientes con boca seca les pueden salir lesiones dolorosas en la boca y en los labios por un hongo (*Candida albicans*) que se manifiesta con un enrojecimiento o un exudado blanquecino sobre la mucosa de la boca o de la lengua, así como ardor y dolor en la boca. Si presenta estos síntomas, acuda a su médico para que le ponga el tratamiento adecuado.

El tratamiento de este problema es más difícil en el paciente con dentadura postiza, ya que la dentadura también debe ser tratada regularmente para prevenir la reinfección. Las dentaduras deben ser limpiadas cuidadosamente con un cepillo de dientes antes de dejarlas a remojo durante la noche en una solución de clorhexidina al 2% o de cloruro de benzalconio en una dilución 1/200.

OJO SECO

El objetivo del tratamiento del ojo seco no es sólo sintomático, sino que también va dirigido a evitar las infecciones y cicatrices de la cornea.

La administración de lágrimas artificiales proporciona un alivio considerable a la mayoría de los pacientes. En general, las lágrimas más líquidas se toleran mejor que las más espesas, pero requieren una aplicación más frecuente. Las lágrimas más espesas o viscosas requieren menor frecuencia de aplicación pero pueden causar turbidez o borrosidad de la visión.

En algunos casos, puede aparecer sensación de ardor ocular tras poner las gotas, que es debida al conservante (benzalconio, timerosal, clorhexidina, polisorbato), por lo que, en ese caso, se aconseja usar una lágrima con un conservante distinto. Es recomendable probar varias preparaciones para identificar la que cada paciente tolere mejor y alivie más sus síntomas (Colircusi® humectante colirio, Dacrolux® lágrimas artificiales, Liquifilm® lágrimas, Tears humectante® solución, Acuolens®). Si las lágrimas son beneficiosas pero su efecto dura poco y los síntomas reaparecen relativamente pronto (p.e.: en 1 o 2 horas) se debe probar con una lágrima más viscosa o espesa (Siccafluid®, Viscotears®, Celluvisc®).

No todas la lágrimas artificiales son iguales. Hay lágrimas artificiales sin conservantes (Lacrivisc monodosis®, Viscotears®, Cellufresh®, Celluvisc®). Los pacientes que requieran un uso muy frecuente de las lágrimas (más de cuatro veces al día), deben usar lágrimas sin conservantes para prevenir problemas por el acúmulo o exceso de conservantes o estabilizadores. En esta situación el uso de lagrimas con conservantes puede ser alternado con lágrimas sin ellos. Las lágrimas artificiales sin conservantes vienen en muy pequeñas cantidades, su coste es relativamente alto, y la manipulación de los recipientes puede ser difícil para los pacientes con artritis reumatoide y afectación importante de las manos.

Además de las lágrimas artificiales durante el día, las pomadas lubricantes por la noche también juegan un papel importante en el tratamiento del ojo seco (Lacryvisc gel oftálmico®, Lacrilube pomada oftálmica®, Lubrifilm pomada®, Tears lubricante pomada®). Ya que las pomadas suelen causar visión borrosa, es mejor usarlas al irse a la cama.

Si aún así se mantiene una sequedad importante, se puede considerar el cierre de los conductos de drenaje de las lágrimas (oclusión punctal). La «puncta» son los pequeños agujeros que hay en borde interno de los párpados. En condiciones normales las lágrimas usan estos conductos para salir del ojo. Así, el estrechamiento de estos conductos (de modo temporal, insertando un pequeño tapón, o definitivo, mediante cauterización eléctrica) permitirá a las lágrimas permanecer durante más tiempo en el ojo.

La sequedad ocular puede mejorar y empeorar, sobre todo en relación con las estaciones en que hay más viento y menos humedad. Cuando los pacientes pueden identificar problemas que exacerban sus síntomas, deben incrementar la frecuencia de aplicación de las lágrimas antes de que empeoren los síntomas. Unas gafas de sol envolventes y el uso de humidificadores por la noche también pueden ser útiles.

En teoría, las lentes de contacto podrían ayudar a extender la película de la lágrima sobre el ojo y evitar la evaporación de las lágrimas. Sin embargo, algunos tipos de lentes de contacto absorben el líquido lagrimal como modo de mantener su rigidez y así pueden disminuir la cantidad de lágrimas disponibles para proteger el ojo. También se debe tener cuidado para evitar infecciones y prevenir el daño en la córnea en pacientes con ojo seco y que llevan lentes de contacto. Las lágrimas artificiales sin conservantes permiten su uso con lentes de contacto de cualquier tipo mientras se llevan puestas. Para los otros productos se aconseja dejar pasar unos minutos desde la aplicación de las gotas hasta la colocación de las lentes de contacto. Comente estas situaciones con su oftalmólogo.

Un empeoramiento brusco de los síntomas oculares debe sugerir siempre la presencia de una infección ocular que ha de valorar su oftalmólogo. La aparición de erosiones corneales (más comunes en los pacientes con ojo seco) o infecciones del ojo (a menudo asociado con exudados nuevos en el ojo, con aspecto de pus) deben ser tratados rápidamente. En los pacientes con artritis reumatoide se deben considerar otras causas de dolor y enrojecimiento del ojo, como lesiones de la esclerótica o lesiones por vasculitis (inflamación de los vasos sanguíneos), que también debe valorar su oftalmólogo.

OTRAS SEQUEDADES

- *Sequedad nasal y sinusitis.* Algunos pacientes con síndrome de Sjögren se quejan de sequedad nasal y síntomas de sinusitis. Estas complicaciones ocurren por una disminución en las secreciones de las glándulas de la nariz y faringe, formándose costras que bloquean la vía aérea y predisponen a la infección. El objetivo del tratamiento es incrementar la humedad de esta zona usando sprays de suero salino o humidificadores por la noche. Hay varias soluciones de agua salada que ayudan a restablecer la humedad de la nariz (Aquamare® 150 ml, Nasomar® 250 ml, Sterimar® 100 ml, Disnemar® spray nasal...). Existen varios tipos de humidificadores que varían en tamaño y precio. Son más recomendables los aparatos pequeños, transportables, silenciosos y fáciles de limpiar.

Es importante avisar al médico si hay un cambio en el color de las secreciones nasales, de claras a verde oscuro, lo que puede indicar la presencia de una infección y la necesidad de tratamiento con antibióticos.

- *Sequedad de la piel.* La piel y los labios secos son quejas comunes en el síndrome de Sjögren. Los tratamientos tópicos con cremas y lociones suelen ser beneficiosos (Xerial 3® emulsión, Xerial 10® emulsión, Nutraplus® crema y loción). Las cremas y pomadas son preferidas a las lociones, ya que mantienen mejor la humedad necesaria. Se aconseja aplicar las cremas después de la ducha o baño mientras la piel está aún húmeda. Alternativamente, la crema puede ser aplicada a la piel seca directamente después de humedecerla con un paño o toalla húmedo.

- *Sequedad vaginal.* La sequedad vaginal con frecuencia origina dolor en el coito (dispareunia). No les ocurre a todas las pacientes con síndrome de Sjögren, incluso a aquellas que tienen boca y ojos muy secos. Un examen ginecológico ayudará a excluir otras causas de coito doloroso y de sequedad vaginal. Lubricantes estériles como el Replens® gel vaginal, Gely Lanzas® crema y óvulos, Glaan® crema, pueden servir de ayuda. Si continúan los síntomas debe consultar con el ginecólogo. Encontrar la preparación adecuada para una persona concreta a menudo exige probar varios productos y después decidir según la preferencia personal.

La sequedad vaginal en las mujeres perimenopáusicas o postmenopáusicas se suele deber a atrofia vaginal por la disminución del nivel de estrógenos y suele mejorar con cremas vaginales de estrógenos. Sobre la superficie vulvar externa, la sequedad puede tratarse con cremas como en otras superficies de la piel. Algunas pacientes presentan un notable beneficio con el uso de una fina película de aceite de vitamina E sobre la zona vulvar, una o dos veces al día.

Puntos clave

- **Boca seca**
  - Evitar, si es posible, los fármacos que provocan sequedad de la boca.
  - Tomar pequeños sorbos de líquidos durante el día.
  - Usar chicles o caramelos sin azúcar para estimular la producción de saliva.
  - Si no es suficiente, probar algún sustituto de saliva.
  - Para prevenir la caries dental:
    - Hacer visitas frecuentes al dentista.
    - Usar dentífricos que contengan flúor.
    - Cepillado de dientes y uso de la seda dental.
    - Usar productos sin azúcar.

- **Ojo seco**
  - Use lágrimas artificiales para aliviar las molestias.
  - Si tiene que aplicarse gotas más de cuatro veces al día, es mejor usar productos sin conservantes.
  - Pruebe con pomada o gel durante la noche para conseguir un efecto más duradero.
  - Si ocurre un empeoramiento brusco de los síntomas oculares, acuda al oftalmólogo.

- **Sequedad nasal**
  - Lavados nasales con agua salada.
  - Evitar acondicionadores de aire, calentadores y radiadores, cuando sea posible.
  - Usar humidificador en la casa y en el trabajo.

- **Piel seca**

  - Usar cremas hidratantes.

  - Evitar acondicionadores de aire, calentadores y radiadores, cuando sea posible.

  - Usar humidificador en la casa y en el trabajo.

- **Sequedad vaginal**

  - Usar lubricantes vaginales.

  - Aceite de vitamina E en la zona vulvar.

  - Cremas vaginales de estrógenos en la menopausia.

4.   ALGUNAS SEÑALES DE ALARMA

Se recogen en este apartado diversas situaciones relacionadas con la enfermedad en las que no debe demorar su consulta al médico o a los servicios de urgencia, si la gravedad del cuadro lo exige. La mayoría son raras, aunque posibles. En cualquier caso, el sentido común le indicará que debe buscar ayuda médica.

- ***Heces de color negro.*** Observe el color de sus deposiciones. El color negro de las heces puede indicar la presencia de sangre en las mismas. En este caso, suele ser debido al sangrado de una úlcera gástrica producida por los AINEs. Hay otras causas de heces negras, como la toma de fármacos con hierro o la ingesta de algunas comidas. Debe comunicárselo a su médico. Si además presenta palidez notable, mareos, hipotensión o malestar general debe acudir a los servicios de urgencia.

- ***Imposibilidad para extender uno o más dedos de la mano.*** Si aparece de modo agudo (de repente) es muy probable que sea debido a una rotura tendinosa. El paciente puede flexionar el dedo perfectamente, pero después no lo puede estirar sin ayuda de la otra mano. Debe acudir al servicio de urgencia porque probablemente precise reparación quirúrgica.

- ***Inflamación de la pantorrilla y de la pierna.*** En los pacientes con artritis reumatoide es muy probable que se deba a la rotura de un quiste en la parte posterior de la rodilla (quiste de Baker). Los síntomas son muy parecidos a los de una tromboflebitis, con la que puede confundirse. Debe acudir a su reumatólogo, que pondrá en marcha los procedimientos diagnósticos y terapéuticos adecuados.

- ***Dificultad respiratoria.*** Sobre todo si es progresiva o se acompaña de tos, dolor torácido o fiebre. Es posible que sea debida a una infección respiratoria, pero también puede ser debida a problemas pulmonares relacionados con la artritis reumatoide o con los fármacos que está tomando para la enfermedad (en especial con el metotrexate). Debe acudir al médico o a los servicios de urgencia, según la gravedad de la dificultad respiratoria.

- ***Una articulación mucho más inflamada que las demás.*** Es habitual en la artritis reumatoide que unas articulaciones estén más afectadas que otras. Nos referimos en este punto a que una articulación esté mucho más inflamada, caliente y roja que las otras (desproporcionada con respecto a las demás), sobre todo si se acompaña de fiebre o malestar general. Debe comunicárselo a su reumatólogo pues pudiera tratarse de una infección articular, o artritis séptica, que requiere tratamiento precoz con antibióticos endovenosos y evacuación del líquido sinovial infectado, para evitar la destrucción articular.

- ***Dedos de los pies o de las manos ennegrecidos.*** Indican una disminución importante de riego sanguíneo en esas localizaciones. En los pacientes con artritis reumatoide suele ser debido a una inflamación de los vasos sanguíneos llamada vasculitis reumatoide. Debe acudir a su reumatólogo, pues se precisa un tratamiento más intensivo de su enfermedad.

- ***Dificultades para levantar la parte anterior del pie.*** Al caminar el paciente nota que lleva la parte anterior del pie a rastras. Se suele llamar «pie caído» e igual que en el caso anterior, suele ser debido a una vasculitis reumatoide que precisa un tratamiento más intensivo.

- ***Pérdida del control de esfínteres.*** Aparición de problemas para controlar la orina o la defecación. Pudiera deberse a problemas en la columna cervical (subluxación atlas-axis con compresión de la médula espinal). Debe acudir a su reumatólogo, y si se confirma su origen en la columna cervical, es probable que requiera tratamiento quirúrgico.

- ***Cualquier otra alteración objetiva llamativa.*** Como pueden ser la presencia de fiebre persistente sin causa clara, la aparición de lesiones cutáneas o de ulceraciones en la boca, inestabilidad al caminar, la presencia de ganglios o bultos de otro tipo... Debe comentárselo a su médico para intentar aclarar el origen y ponerle remedio.

Puntos clave

- Observe el color de sus deposiciones.
- Acuda a su médico si presenta cualquier alteración objetiva llamativa.

5.   ...Y ADEMÁS, UNA DEPRESIÓN

La mayoría de enfermos con artritis reumatoide requiere una adaptación psicológica importante. Algunos factores como el deterioro funcional, el dolor crónico, las deformidades, las dificultades en el trabajo o en la vida diaria y la pérdida de independencia representan fuentes constantes de estrés psicológico, que predisponen a los pacientes a alteraciones depresivas.

La depresión afecta aproximadamente a un 5% de la población general. En la artritis reumatoide los porcentajes de afectación por un cuadro depresivo son mucho más altos, llegando hasta un 20-30%. Por lo tanto, los enfermos con artritis reumatoide es más probable que sufran una depresión que la población general. Además, la depresión afecta de modo importante a la evolución de la artritis reumatoide, sobre todo en cuanto al dolor y a la capacidad funcional.

Es interesante conocer qué factores son los responsables de los altos niveles de depresión observados y cómo la depresión afecta a la artritis reumatoide. Una variable que se ha asociado con la depresión es el dolor. El dolor aumenta la depresión y la depresión aumenta el dolor. La depresión puede aparecer como consecuencia del cuadro doloroso crónico pero, en realidad, parece que la influencia mayor es al contrario: la depresión tiene más influencia sobre el dolor que viceversa. Un dolor aceptable se puede convertir en insoportable si hay una depresión asociada.

La depresión, y en general los factores psicológicos, tienen más importancia para predecir la aparición de discapacidad que las medidas tradicionales de actividad de la enfermedad, lo cual indica la importancia de valorar los factores psicológicos en cualquier estudio de discapacidad. La percepción del paciente de su capacidad funcional puede estar muy alterada en presencia de un estado de ánimo depresivo. Los pacientes con artritis reumatoide con historia de depresión y un estado de ánimo muy bajo tienen más dolor, cansancio e incapacidad que los que no tienen historia de depresión. De igual modo que ocurre con el dolor, la depresión y la incapacidad actúan en ambas direcciones.

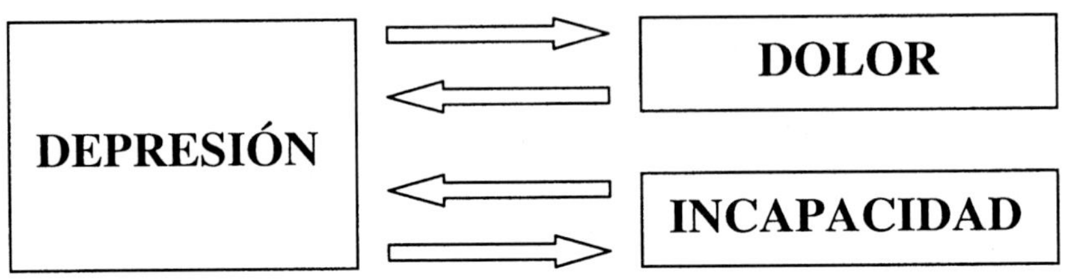

Otros factores de tipo psicosocial, como el estrés o la falta de apoyo social también están muy asociados con la depresión en la artritis reumatoide. Así, el dolor y la incapacidad pueden provocar una depresión sólo si se asocian a un estrés social suficiente (dificultades económicas, problemas laborales, problemas familiares...).

Los efectos de la depresión se extienden más allá del dolor y la incapacidad. Los pacientes con depresión tienen una percepción de su enfermedad más severa de lo que es en realidad, y esta percepción se mantiene aunque la enfermedad esté aceptablemente controlada. Los pacientes con artritis reumatoide y depresión suelen quejarse de más síntomas físicos, tienden a utilizar más los servicios médicos y, curiosamente, es probable que sean peores cumplidores de los tratamientos prescritos.

Al igual que la mayoría de enfermedades, la depresión se presenta con un amplio espectro de gravedad, afectando a unos pacientes de un modo más grave, y a otros de manera más leve. La tristeza es una emoción básica del ser humano. No siempre es fácil la separación entre tristeza y depresión. La tristeza en la depresión es de una intensidad y duración desproporcionada, altera la capacidad de actuación y la vida de relación del paciente. La depresión altera la vida normal del paciente.

Los siguientes síntomas son habituales en los cuadros depresivos: tristeza o desánimo, pérdida de interés o de placer en las actividades habituales, sentimiento de inutilidad y autorreproche, enlentecimiento psicomotor y pensamiento reiterativo de muerte. Con frecuencia, se asocian otros síntomas más comunes como insomnio, cansancio, pérdida de apetito, poca capacidad de concentración, intranquilidad, alteración de la sexualidad...

En los pacientes con artritis reumatoide puede ser complicado el diagnóstico de depresión porque muchos de estos síntomas se solapan con los de la artritis reumatoide. Complica todavía más el diagnóstico de depresión el que algunos pacientes no manifiestan las habituales características psicológicas de la depresión y se quejan sobre todo de síntomas somáticos: dolores, cansancio, pérdida de peso...

Tiene una gran importancia desenmascarar una depresión oculta por la importante repercusión que esta patología asociada tiene para la calidad de vida y para la evolución funcional de los pacientes con artritis reumatoide. Esta importancia es mayor, si cabe, porque la depresión tiene un tratamiento eficaz. Por ello, es importante buscar signos de depresión en las siguientes situaciones:

- Si la enfermedad altera de modo importante su calidad de vida y sus relaciones.

- Si se vuelve más pesimista sobre la evolución de su enfermedad.

- Si los síntomas son desproporcionados en relación a los datos objetivos de la enfermedad. Es decir, si el enfermo tiene más síntomas de los esperables por su estado físico.

Síntomas habituales de la depresión, ansiedad y comunes	
Depresión	**Ansiedad**
Insomnio tardío Tristeza Actividad psicomotriz lenta Dolores recurrentes Pérdida de interés o de placer Culpabilidad Pensamientos de muerte	Insomnio inicial Evitación fóbica Signos vegetativos Trastornos repiratorios subjetivos Sensación de miedo Inestabilidad Sensación de ambiente extraño
Trastornos del sueño Anorexia/Hiperfagia Molestias abdominales Molestias cardiopulmonares Falta de concentración Irritabilidad Cansancio	

El tratamiento eficaz de la depresión suele ser psicoterapia y fármacos antidepresivos. Algunos pacientes tienen miedo sobre el estigma social que representa una enfermedad psiquiátrica y se muestran reacios a acudir al psiquiatra o psicólogo. Si el cuadro depresivo es leve o moderado puede beneficiarse, con o sin medicación asociada, de las siguientes medidas.

- Apoyo social (familia, amigos, cuidadores...). Valore y refuerce su red de apoyos sociales.

- Terapia cognitiva-conductual por el psicólogo.

- Técnicas de relajación.

- Ejercicio físico moderado.

Al menos dos tercios de los pacientes deprimidos responden rápidamente (en unas semanas) al tratamiento con antidepresivos. Aunque tienen menor efecto analgésico que los antidepresivos tricíclicos (amitriptilina), se suelen preferir los inhibidores específicos de la recaptación de serotonina (fluoxetina, paroxetina, sertralina, citalopram) porque se toleran mejor. Algún estudio sugiere que esos fármacos también mejoran la artritis reumatoide.

Otro aspecto del estado de ánimo que se encuentra alterado en las enfermedades reumáticas es la presencia de ansiedad. La ansiedad es cuatro veces más frecuente en los pacientes con artritis reumatoide que en la población general. Estas situaciones pueden aliviarse con técnicas de relajación, ejercicio físico moderado y, si es preciso, con fármacos ansiolíticos.

Es frecuente la asociación de ansiedad y depresión.

Puntos clave

- La depresión es frecuente en la artritis reumatoide y altera de modo importante la calidad de vida del paciente.

- Un dolor aceptable se puede hacer insoportable si hay una depresión asociada.

- La depresión es una enfermedad como cualquier otra y muy común. No es ninguna vergüenza, ni signo de debilidad.

- La depresión suele responder muy bien al tratamiento.

- Cumpla el tratamiento si su médico le manda tomar antidepresivos o ansiolíticos.

9

Otras informaciones de interés

1. EMBARAZO Y LACTANCIA

La artritis reumatoide es una enfermedad que afecta al 1% de la población adulta. Las mujeres son afectadas con más frecuencia y muchas de ellas están en edad fértil. Por ello, el tratamiento de la artritis reumatoide durante el embarazo no es un problema excepcional para los médicos. Por suerte, la enfermedad suele remitir en muchas pacientes durante el embarazo. Sin embargo, en aquellas que continúan con enfermedad activa o las que presentan un brote, puede ser difícil mantener el control de la enfermedad con medicaciones que tengan poca toxicidad para el feto.

No hay respuestas absolutas sobre la seguridad de algunos fármacos durante el embarazo y la lactancia. Si desea quedarse embarazada debe hablar con su médico. Será aconsejable que esté en el mejor estado de salud posible antes del embarazo y evitar las medicaciones potencialmente tóxicas. Las mujeres con enfermedad reumática activa no deberían tener embarazos no planificados.

En la paciente con artritis reumatoide embarazada se suelen usar los mínimos fármacos posibles. Por suerte, la mayoría de pacientes pueden ser controladas adecuadamente con dosis bajas de corticoides y paracetamol, usándose otros fármacos sólo si son imprescindibles.

FERTILIDAD EN LA ARTRITIS REUMATOIDE

La fertilidad no parece estar alterada en las pacientes con artritis reumatoide. Tampoco parece haber diferencias con respecto a la población general en cuanto al número de hijos o de abortos.

Ya que todos los AINEs inhiben la COX-2 en algún grado, estas medicaciones deberían ser evitadas en pacientes con problemas de fertilidad, ya que la inhibición de la COX-2 puede interferir con la implantación del embrión.

Algunos otros fármacos utilizados en la artritis reumatoide pueden alterar la fertilidad. La salazopirina y el metotrexate pueden ser causa de esterilidad reversible en el varón, aunque no parece que afecten a la fertilidad femenina. Algunos citotóxicos como la ciclofosfamida o el clorambucil son causa de infertilidad; otros como la azatioprina no parecen influir. Los corticoides, en las dosis usadas en la artritis reumatoide, no parecen alterar la fertilidad. El oro y los antipalúdicos no afectan a la fertilidad.

LA ARTRITIS REUMATOIDE DURANTE EL EMBARAZO

Durante el embarazo ocurren muchos cambios inmunológicos en la mujer para no rechazar al feto. Aunque hay varias explicaciones, el modo por el que estos cambios mejoran la artritis reumatoide no está del todo claro. El grado de mejoría en la artritis reumatoide durante el embarazo parece estar directamente relacionado con la disparidad HLA entre la madre y el feto. Así, cuanto más diferente sea el HLA del feto frente al de la madre, mayor sería la posibilidad de remitir la enfermedad durante el embarazo.

Entre el 70 y 80% de las mujeres con artritis reumatoide mejoran de su artritis durante el embarazo. La disminución de actividad de la enfermedad generalmente comienza en el primer trimestre y dura hasta el periodo inmediato después del parto. Las características de la enfermedad (duración, capacidad funcional, positividad del factor reumatoide...) no parecen servir para predecir si una paciente en concreto va a mejorar o no durante el embarazo.

Aproximadamente el 90% de las pacientes tienen un brote después del parto, generalmente en los tres primeros meses. Así, al estrés de tener un hijo se une la posibilidad de tener un brote de artritis reumatoide después del parto. Por ello, muchos médicos prefieren reiniciar el tratamiento pronto después del parto. Cuando se toma esta decisión debe sopesarse el riesgo de brote con los beneficios de dar de mamar al niño y el deseo de la madre de amamantarle.

RIESGO DE DESARROLLAR UNA ARTRITIS REUMATOIDE

Algunos datos sugieren que el parto en edades tempranas y la menarquia (primera regla) tardía disminuyen el riesgo de desarrollar una artritis reumatoide en algún momento. Por otra parte, el período postparto que sigue al primer embarazo puede ser un periodo particularmente vulnerable, con un riesgo incrementado de desarrollar artritis reumatoide en los meses siguientes.

Algunos reumatólogos piensan que la lactancia materna puede incrementar el riesgo de padecer una artritis reumatoide. Este riesgo puede ser mayor en las mujeres que dan de mamar por primera vez. Sin embargo, estos datos no están muy claros, ya que la lactancia se realiza en el periodo después del parto, que es cuando la artritis reumatoide suele rebrotar. Para aumentar la confusión sobre el tema, en un estudio se observó que la lactancia tenía un efecto protector sobre el desarrollo de la artritis reumatoide. Debido a estos resultados dispares, no está claro si amamantar tiene algún efecto sobre el desarrollo y evolución de la enfermedad.

EVOLUCIÓN DEL EMBARAZO

Aunque en un estudio se demostró un ligero incremento de abortos espontáneos en mujeres con artritis reumatoide, la mayoría de estudios no han encontrado un aumento de pérdidas fetales o de enfermedades fetales. Algunas medicaciones, particularmente los corticoides, pueden incrementar el riesgo de bajo peso del feto y rotura prematura de las membranas.

Las mujeres con artritis reumatoide activa pueden tener niños con bajo peso al nacer, mientras que las que tienen su artritis reumatoide inactiva durante el último trimestre de embarazo pueden tener niños con más peso al nacer.

USO DE MEDICACIÓN DURANTE EL EMBARAZO

Es un asunto, que como es lógico, preocupa mucho a las mujeres con artritis reumatoide en edad fértil. Para las pacientes que tienen un brote durante el embarazo, el uso de medicación va a estar limitado por la toxicidad fetal.

- ***Antiinflamatorios no esteroideos y aspirinas.*** Los antiinflamatorios (AINEs) pueden atravesar la placenta y llegar al feto. En animales, y usando dosis elevadas, se han visto efectos teratogénicos (deformidades en el embrión) en las primeras semanas de embarazo. Sin embargo, en humanos no ha habido descripciones de estos efectos.

    El AINE más estudiado en el embarazo es la indometacina. El uso de esta medicación durante el tercer trimestre del embarazo aumenta el riesgo fetal de cierre prematuro del *ductus arteriosus* (un tipo de afectación cardiaca congénita). Aunque muchos AINEs no han sido estudiados individualmente, la recomendación habitual es evitar estas medicaciones en el primer y último trimestre de embarazo, por los problemas referidos y por su interferencia con las contracciones uterinas y parto.

- **Corticoides.** Los corticoides son relativamente seguros durante el embarazo. La prednisona (Dacortín®), prednisolona y metilprednisolona (Urbasón®) atraviesan la placenta en concentraciones muy bajas, mientras que la dexametasona y betametasona alcanzan al feto en concentraciones más altas. Se ha encontrado un aumento del riesgo de paladar hendido en los recién nacidos asociado con el uso de prednisona. También hay algún incremento en la rotura prematura de membranas, hipertensión inducida por el embarazo, diabetes gestacional y bajo peso fetal. Se recomienda, si es preciso, el control de la enfermedad con dosis bajas de prednisona (menos de 10 mg/día).

- **Metotrexate.** Es tóxico para el embrión, por lo que las pacientes que están tomando metotrexate deben usar un método anticonceptivo seguro. Tanto las mujeres como los varones con artritis reumatoide deben suspender el metotrexate al menos 3 meses antes de buscar un embarazo. Tras suspender el metotrexate se aconseja seguir con el ácido fólico, para evitar malformaciones en el feto.

- **Antipalúdicos.** Los datos sobre antipalúdicos durante el embarazo no son del todo claros, pero los efectos sobre el feto parecen ser escasos. El principal problema de los antipalúdicos, la afectación de la retina, no parece que ocurra en el feto.

- **Salazopirina.** Sus concentraciones en la sangre fetal son similares a las maternas, sin embargo no parece afectar adversamente ni a la madre ni al feto, por lo que se podría usar con precaución en las mujeres que estén pensando en quedarse embarazadas o que ya lo estén, si es preciso.

- ***Oro.*** Muchos médicos evitan el tratamiento con oro durante el embarazo. Esta práctica se basa en la descripción de un caso de paladar hendido después de la exposición del feto al oro. No hay estudios a más escala para aclarar este asunto.

- ***D-penicilamina.*** La D-penicilamina se ha asociado con casos de *cutis laxa* y anomalías del tejido conectivo y debería evitarse durante el embarazo.

- ***Leflunomida*** (Arava®). Es extremadamente teratogénica y debería ser evitada durante el embarazo. Tanto los varones como las mujeres que estén tomando leflunomida deben usar algún método anticonceptivo absolutamente seguro. La leflunomida debe ser suspendida dos años antes de intentar el embarazo, o bien usar métodos de eliminación del fármaco y comprobar analíticamente su eliminación antes de planear un embarazo.

- ***Otras medicaciones inmunosupresoras.*** De modo abreviado, la azatioprina (Imurel®) y la ciclosporina (Sandimmun®) podrían ser dadas si fuese necesario. La ciclofosfamida (Genoxal®) debería ser evitada salvo en pacientes en que esté en peligro su vida y que no tienen terapias alternativas disponibles. El clorambucil debe ser evitado en todas las circunstancias.

Sobre los nuevos fármacos «biológicos», etanercept (Enbrel®), infliximab (Remicade®), adalimumab (Humira®), y anakinra (Kineret®), no hay datos suficientes para establecer su seguridad en el embarazo. Hasta que se pruebe lo contrario, se consideran contraindicados en las mujeres embarazadas y en lactancia.

USO DE MEDICACIÓN DURANTE LA LACTANCIA

Muchas de las recomendaciones dadas para el embarazo, sirven también para la lactancia materna.

Los AINEs pueden ser usados, pero la aspirina debería ser evitada. La *American Academy of Pediatrics* considera al ibuprofén, indometacina y naproxeno compatibles con la lactancia materna. En la lactancia la toma de AINEs debe coincidir con la toma del lactante para que las concentraciones en la leche sean menores. Se puede considerar el uso de paracetamol como alternativa.

La prednisona puede ser tomada en bajas dosis. En las pacientes que tomen más de 20 mg/día de prednisona, se recomienda esperar cuatro horas, tras la dosis, antes de dar de mamar.

Los antipalúdicos pasan en pequeñas cantidades a la leche materna y podrían ser compatibles con la lactancia. El oro y la salazopirina deberían usarse con cuidado, ya que se han descrito casos de problemas hematológicos, hepáticos y gastrointestinales en recién nacidos expuestos a estas medicaciones en la leche materna.

El metotrexate, azatioprina, ciclosporina, ciclofosfamida y clorambucil deben ser evitados en el periodo de lactancia. Lo mismo vale, en la actualidad, para los nuevos fármacos leflunomida, infliximab, adalimumab, etanercept y anakinra, que no deberían ser usados durante la lactancia materna mientras no existan más datos sobre sus efectos.

Si reaparece un brote de actividad lo más razonable parece ser la supresión de la lactancia materna y el tratamiento de la artritis reumatoide del modo habitual.

Puntos clave

- Hable con su médico de su deseo de tener hijos.

- Planifique sus embarazos según la actividad de la artritis reumatoide y los fármacos que necesite.

- Con algunos fármacos de uso habitual, como el metotrexate o la leflunomida, está contraindicado el embarazo.

- Una mayoría de pacientes se puede controlar durante el embarazo con analgésicos y dosis bajas de corticoides de modo seguro.

- Si fuese necesario, se pueden usar algunos AINEs, salazopirina, antipalúdicos y, entre los inmunosupresores, la azatioprina.

---

2. VACUNACIONES

Los pacientes con artritis reumatoide tienen un riesgo mayor que la población general de presentar infecciones, algunas de las cuales pueden evitarse eficazmente con vacunas.

El riesgo de presentar una infección, así como la capacidad para prevenirla mediante inmunización, están directamente relacionados con el grado de inmunodepresión (falta de defensas por la enfermedad o el tratamiento).

CONCEPTOS GENERALES

- El grado en que la inmunidad de cada paciente está alterada debe ser determinado por su médico.

- De modo general, se pueden considerar dos tipos de vacunas: las vacunas de agentes vivos y las que no lo son.

- Las vacunas que no son agentes vivos no plantean problemas especiales de tolerancia y seguridad en el paciente con artritis reumatoide. Por suerte, a este grupo corresponden la mayoría de vacunas de uso en el adulto, como la de la gripe, la neumocócica, la del tétanos o la de la hepatitis B.

- Las vacunas compuestas por agentes vivos-atenuados pueden producir alteraciones importantes en personas con la inmunidad alterada y, por lo tanto, están inicialmente contraindicadas en la artritis reumatoide. A este tipo corresponden la vacuna de la varicela, polio, rubéola-sarampión-parotiditis o tuberculosis.

- No se aconseja la vacunación con virus vivos a los pacientes en tratamiento con metotrexate, leflunomida, infliximab, etanercept, anakinra y otros inmunosupresores. Cuando el tratamiento inmunosupresor ha sido suspendido, tres meses antes, no se considera al paciente inmunodeprimido a efectos de recibir vacunas de agentes vivos.

- El tratamiento con corticoides durante poco tiempo (menos de dos semanas), en dosis bajas o moderadas (inferiores a 20 mg/día de prednisona), o las infiltraciones locales no contraindican las vacunaciones con virus vivos. Si se administran dosis más elevadas, no se deben administrar vacunas de virus vivos hasta un mes después de finalizado el tratamiento con corticoides. Además, la respuesta inmune a otros tipos de vacunas puede estar alterada con la administración estos fármacos en dosis superiores a las referidas.

- Las vacunas de la gripe, tétanos, neumocócia y H. Influenza B son seguras y eficaces en pacientes con artritis reumatoide, estando indicadas en estos pacientes.

- Si va a realizar un viaje internacional en el que se precisen vacunas especiales, debe comentar su caso en el servicio de sanidad correspondiente. La vacuna de la fiebre amarilla está contraindicada en los pacientes inmunodeprimidos.

VACUNAS RECOMENDADAS EN PACIENTES CON ARTRITIS REUMATOIDE

- ***Vacuna de la gripe.*** El virus de la gripe puede causar enfermedad severa o muerte en personas con alteraciones de la inmunidad, bien por efecto directo de la infección gripal o por infecciones bacterianas añadidas. La vacuna de la gripe contiene virus inactivados. Se recomienda vacunar contra la gripe a las personas mayores de 65 años, a personas de todas las edades con enfermedades crónicas y, en general, a cualquier persona que desee reducir el riesgo de contraer la gripe. Está recomendada en los pacientes con artritis reumatoide, consiguiendo la mayoría niveles adecuados de anticuerpos. En algún estudio se ha observado que los pacientes con artritis reumatoide vacunados de gripe tienen menos brotes de actividad que los no vacunados.

- ***Vacuna neumocócica.*** Algunas complicaciones de la infección neumocócica, como neumonías, meningitis o sepsis, son causa de enfermedad grave y muerte en los pacientes esplenectomizados (sin bazo) y en otros individuos inmunodeprimidos. La vacunación está indicada en todas las personas de más de 65 años, y también en individuos con alteraciones de la inmunidad, incluyendo aquellos que reciben corticoides por un largo periodo de tiempo. La respuesta a la vacuna parece ser adecuada, salvo en pacientes severamente inmunodeprimidos.

- ***Vacuna del tétanos y difteria.*** Todos los adultos deberían recibir una inyección combinada de toxoide del tétanos y difteria una vez cada 10 años para asegurar la protección. Si un adulto no ha recibido previamente la serie de inmunización primaria, se recomienda una serie de tres dosis.

OTRAS VACUNAS QUE SE PUEDEN UTILIZAR EN LA ARTRITIS REUMATOIDE SI EXISTEN FACTORES DE RIESGO

- Vacuna contra Haemophilus Influenzae tipo B.
- Vacuna meningocócica.
- Vacuna de la Hepatitis B.
- Vacuna de la Hepatitis A.

VACUNAS CONTRAINDICADAS EN PACIENTES CON ARTRITIS REUMATOIDE E INMUNODEPRIMIDOS

- Vacuna de la varicela.
- Vacuna de la polio. Está contraindicada también en las personas que convivan con estos pacientes y en el personal sanitario que mantenga estrecho contacto con ellos.
- Vacuna de rubeola-sarampión-parotiditis.
- Vacuna de la tuberculosis (BCG).
- Vacuna de la fiebre amarilla.

COMPLICACIONES DE LAS VACUNAS

La mayoría de los efectos adversos provocados por las vacunas son leves y autolimitados. Algunos síntomas, como la aparición de inflamación local, fiebre ligera, malestar general, dolores articulares y musculares, se consideran originados por componentes de la vacuna. Otro tipo de complicaciones, en especial del sistema nervioso, no son infrecuentes. Hay más controversia sobre si algunas vacunas pueden provocar otros cuadros, como autismo, enfermedad inflamatoria intestinal, asma, muerte súbita y algunos cuadros autoinmunes, incluyendo enfermedades reumáticas.

Se ha descrito la aparición de algunos casos de artritis reumatoide, y también de otras enfermedades reumáticas, tras algunas vacunaciones. Los estudios epidemiológicos, sin embargo, no encuentran un incremento en la incidencia de enfermedades reumáticas tras los programas de vacunación, y los casos descritos son manifiestamente raros. Es difícil conocer si la relación entre la vacunación y la enfermedad reumática es causal o una coincidencia. Es probable que algunos de estos sujetos, que han desarrollado una enfermedad reumática tras la vacunación, la hubiesen desarrollado igual sin la vacunación. Otros datos apoyan una relación causal, como la asociación temporal entre la vacunación y la enfermedad reumática y la frecuencia con que la enfermedad empeora tras posteriores dosis de vacuna. En definitiva, hay discrepancia entre los resultados negativos de los estudios epidemiológicos y la descripción de casos aislados sugestivos de estar asociados a la vacunación.

En cualquier caso, el posible riesgo de efectos adversos debe ser contrapesado con el riesgo de presentar la enfermedad si no se vacuna, y actualmente está claro que los posibles efectos adversos reumáticos no cuestionan la vacunación.

Puntos clave

• Se aconseja vacunarse de:
   – Gripe.
   – Neumocócica.
   – Tétanos (como todos los adultos).

3. INCAPACIDAD LABORAL Y MINUSVALÍA

El potencial incapacitante de la artritis reumatoide hace necesario que para su adecuada atención no sólo se requieran gran cantidad de cuidados sanitarios, sino que también se precisen otro tipo de intervenciones, que entran dentro del ámbito sociolaboral, para mejorar la calidad de vida del paciente y favorecer su integración social.

Las consecuencias económicas de esta enfermedad se reflejan tanto en costes directos (gastos médicos, pruebas diagnósticas, hospitalizaciones, medicamentos...) como en costes indirectos (pérdida de ingresos por incapacidad laboral). La artritis reumatoide supone, en general, una pérdida en los ingresos económicos del paciente, tanto en varones como en mujeres, como lo demuestran diversos estudios en este sentido.

El impacto de la enfermedad no se limita sólo al campo económico y laboral, sino que la artritis reumatoide también tiene efectos importantes sobre las actividades de la vida diaria y sobre el estado de ánimo de los que la padecen. Existen diversos estudios sobre las dificultades que tienen los pacientes con artritis reumatoide para realizar las tareas de la vida diaria como salir a comprar, hacer las labores de la casa...; muchos pacientes tienen que hacer adaptaciones en sus domicilios (grifos, duchas, puertas, utensilios, rampas de acceso...), y algunos necesitan la ayuda de terceras personas...

Igualmente, se sabe que algunas características psicológicas del enfermo (depresión, percepción de desamparo, falta de capacidad de enfrentarse a la enfermedad, poca capacidad para el autocuidado) tienen un papel importante como factores pronósticos de discapacidad y mal estado general de salud.

Podemos dividir estos problemas en dos aspectos: Incapacidad laboral y minusvalía.

INCAPACIDAD LABORAL

Llevar una vida laboral activa es buena para el cuerpo, para la mente y para el bolsillo. Por ello, si puede, manténgase en su trabajo.

En los países desarrollados, las enfermedades reumáticas en conjunto son la segunda causa de incapacidad temporal, después de los procesos respiratorios, y la primera de invalidez permanente. La artritis reumatoide causa el 5% de todas la incapacidades laborales permanentes en España.

Las repercusiones que tiene la artritis reumatoide sobre la capacidad para llevar una vida laboral activa no están del todo claras. Estudios antiguos sugerían que la capacidad de ser laboralmente activo era en los pacientes con artritis reumatoide aproximadamente la mitad que en las personas no afectadas. Así, el 40% estaría en incapacidad laboral tras 10 años de evolución, y el 50% tras 20 años de enfermedad. Sin embargo, estudios más recientes encuentran tasas semejantes de empleo entre pacientes y población general. Como ejemplo, en Holanda, después de ajustar el nivel de educación, sexo y edad entre los individuos, el nivel de empleo para los pacientes con artritis reumatoide no era significativamente diferente de la población general. La discrepancia entre estos estudios podría deberse a un mejor control actual de la actividad de la enfermedad y a diferencias en los pacientes estudiados, unos de consulta hospitalaria (en general, con enfermedad más severa), y otros de una consulta ambulatoria. También pueden ser importantes en estas discrepancias las facilidades o adaptaciones que los diferentes países y gobiernos ofrecen para el trabajo a las personas con minusvalía.

En un estudio estadounidense se observó que los factores que se asociaban con que los pacientes con artritis reumatoide se mantuviesen más tiempo en su trabajo eran: ser más joven, ser autónomo, tener una ocupación de prestigio, nivel de educación alto, pocos días perdidos por baja laboral y trabajar más horas a la semana.

1. Incapacidad temporal

Además del aspecto médico, el concepto de incapacidad tiene un importante componente sociolaboral y administrativo, cuya descripción en España se recoge en el artículo 128 de la Ley General de la Seguridad Social de 20 de Junio de 1994. En dicho artículo se define la incapacidad temporal como la «(...) situación en la que se encuentran los trabajadores incapacitados temporalmente para trabajar, debido a enfermedad común o profesional y accidente, sea o no de trabajo, mientras reciban asistencia sanitaria de la Seguridad Social (...)».

La duración máxima de la incapacidad laboral será de 12 meses prorrogables por otros 6, cuando se presuma que durante ellos el trabajador puede ser dado de alta por curación o mejoría para realizar su trabajo habitual. Para el cómputo de la duración máxima, se ha de tener en cuenta que serán acumulables los períodos de baja laboral que comiencen antes de transcurrir seis meses desde el alta del proceso anterior, siempre y cuando tengan el mismo diagnóstico.

Por supuesto, el paciente con artritis reumatoide tiene el mismo derecho que el resto de los trabajadores a estar de baja laboral en los brotes de actividad de la enfermedad o por cualquier otro problema asociado que le incapacite temporalmente para el trabajo.

Cuando un trabajador en activo es incapaz de realizar su trabajo habitual debido a una enfermedad, recibe el parte médico de baja, que en el sistema sanitario español sólo puede ser dado por el médico de cabecera, y se pone en marcha un complejo procedimiento administrativo que depende del Servicio Nacional de Salud, encargado de la asistencia sanitaria, y del

Instituto Nacional de la Seguridad Social, encargado de los aspectos económicos del mismo.

2. Incapacidad permanente o invalidez

La invalidez permanente se define a nivel contributivo como la «situación del trabajador que, después de haber estado sometido al tratamiento prescrito y de haber sido dado de alta médicamente, presenta reducciones anatómicas o funcionales graves, susceptibles de determinación objetiva y presumiblemente definitivas, que disminuyen o anulan su capacidad laboral, dando lugar a distintos grados de incapacidad. No será necesaria el alta médica para la valoración de la incapacidad permanente en los casos en que concurran secuelas definitivas» (art. 132 de la Ley General de la Seguridad Social). A nivel no contributivo se define como las deficiencias, previsiblemente definitivas, de carácter físico o psíquico, congénitas o no, que anulen o modifiquen la capacidad física, psíquica o sensorial de quienes la padecen.

Se pueden distinguir varios grados o tipos de invalidez permanente. Si la causa de la incapacidad es la artritis reumatoide, se entiende que esta es una enfermedad común.

- ***Incapacidad permanente parcial para la profesión habitual.*** Existe una merma en su capacidad laboral superior al 33%, pero que no le impide la realización de las labores fundamentales de su trabajo habitual. Exige estar de alta en la Seguridad Social o situación asimilada, y si es por enfermedad común, como es el caso, tener cierto número de días cotizados. Su cuantía es el importe de 24 mensualidades de la base reguladora. Es compatible con cualquier tipo de trabajo.

- ***Incapacidad permanente total para la profesión habitual.*** Se le reconoce a quien está incapacitado para las tareas fundamentales de su profesión habitual. Es necesario estar de alta en la Seguridad Social o situación asimilada y tener cotizados cierto número de días. La cuantía es el 55% de la base reguladora, que se incrementa en un 20% cuando el trabajador tenga más de 55 años y no encuentre trabajo compatible con su situación (incapacidad permanente total cualificada). Es incompatible con el desempeño del mismo puesto de trabajo en la empresa y se deberá comunicar a la Entidad Gestora la realización de trabajos por cuenta ajena o propia.

* ***Incapacidad permanente absoluta para todo trabajo.*** La tiene quien está impedido para la realización de todo tipo de trabajo o profesión. Se exige tener efectuadas cotizaciones a la Seguridad Social, que varían si el sujeto está o no de alta, y de la edad del paciente. La cuantía de la prestación es el 100% de la base reguladora. No impide la realización de aquellas actividades, lucrativas o no, compatibles con su estado que no representen un cambio en su incapacidad de trabajo a efectos de revisión.

* ***Gran invalidez.*** La presenta quien no sólo está impedido para la realización de un trabajo, sino que además no puede realizar la mayor parte de las actividades de la vida diaria, necesitando la ayuda de una tercera persona para llevar a cabo los actos más esenciales de la vida. Se exige tener efectuadas cotizaciones a la seguridad social, que varían si el sujeto está o no de alta, y de la edad del paciente. La cuantía de la prestación es del 100% de la base reguladora más un 50% destinado a la persona que atiende al gran inválido. Este incremento puede sustituirse por su alojamiento y cuidado en una institución asistencial pública de la Seguridad Social, a petición del gran inválido o sus representantes. No impide la realización de aquellas actividades, lucrativas o no, compatibles con su estado que no representen un cambio en su incapacidad de trabajo a efectos de revisión.

Como ya se ha dicho, las enfermedades reumáticas son en España la primera causa de invalidez permanente. La mayoría de ellas son clasificadas como «incapacidad total para la profesión habitual», creándose una situación que obliga, por una parte al trabajador a incorporarse a otro tipo de trabajo que presumiblemente puede realizar, y a las empresas a encontrar un puesto de trabajo acorde con las limitaciones del trabajador. La realidad suele ser distinta, pues las empresas suelen tener dificultades para recolocar a estos trabajadores dentro de la misma y con frecuencia acaban acogiéndose a situaciones de desempleo o de jubilación anticipada, con la merma económica que ello suele suponer para el trabajador.

Si va a solicitar una incapacidad permanente piense en la conveniencia de realizar una consulta a un abogado laboralista u otro profesional experto, que le informe y asesore sobre sus posibilidades reales y en qué situación económica y laboral quedaría en cada caso.

MINUSVALÍA

La mayoría de pacientes con artritis reumatoide tiene algún grado de minusvalía, independientemente de si puede llevar o no una vida laboral activa.

No es ninguna suerte tener una enfermedad como la artritis reumatoide, ni es ninguna suerte tener una minusvalía. Pero si este es su caso, aproveche los beneficios que se otorgan a estas personas.

Es importante que solicite su *Certificado de Minusvalía,* porque le puede proporcionar diversos beneficios. Se suele obtener en los Centros Base del IMSERSO (ahora gestionados por las Comunidades Autónomas). En estos centros, además de calificar y valorar su minusvalía, le podrán informar y orientar sobre las diversas ayudas. Algunas de las ayudas que existen en nuestro país para las personas con minusvalías incluyen:

1. Reducciones de impuestos

- Deducción en el I.R.P.F, si el grado de minusvalía es igual o superior al 33%. Se contemplan, un incremento en el mínimo personal deducible, reducciones del rendimiento neto para trabajadores activos con minusvalía, deducciones por ascendientes y descendientes discapacitados que convivan con el contribuyente, y desgravación por inversión en la adecuación de la vivienda habitual del minusválido. Comente su situación de minusvalía a la hora de realizar su declaración de la renta.

- Deducción en el impuesto de matriculación y de circulación a la hora de comprar vehículos.

- Deducción en el impuesto sobre sucesiones y donaciones.

2. Ayudas al empleo

Aproveche su minusvalía para encontrar trabajo. La Administración Pública y las empresas tienen obligación por ley de reservar un porcentaje de contratación para personas con minusvalías. Puede informarse sobre ello y sobre contratos acogidos a medidas de fomento de empleo en las oficinas del INEM (también transferido a las Comunidades Autónomas).

3. Ayudas del IMSERSO

- Vacaciones para minusválidos.

- Balnearios.

- Ayuda a domicilio.

4. Pensión no contributiva de invalidez

La pensión no contributiva de invalidez es una prestación periódica que se reconoce por padecer un determinado grado de minusvalía. Es preciso: 1/ Ser español o de la Unión Europea, hispanoamericano, brasileño, andorrano o filipino. 2/ Ser mayor de 18 años y menor de 65 años. 3/ Residir legalmente en territorio español durante más de 5 años. 4/ Estar afectado por una minusvalía o enfermedad crónica en un grado igual o superior al 65%. 5/ Carecer de rentas o ingresos suficientes. La cuantía es aproximadamente el 60% del salario mínimo interprofesional, y se incrementa un 50% si la minusvalía es superior al 75%. Se solicita en el IMSERSO u órganos correspondientes de las Comunidades Autónomas. Es incompatible con las pensiones asistenciales y con los subsidios de garantía de ingresos mínimos.

Además de esta pensión no contributiva, pueden existir otras prestaciones económicas o asistenciales dependientes de las comunidades autónomas e incluso de la administración local, por lo que es muy recomendable que pregunte y comente su situación en los servicios sociales correspondientes. Los Servicios Sociales en España están transferidos a las Comunidades Autónomas.

5. Otras ayudas

- Ayudas para el transporte. Se solicitan en los Ayuntamientos.

- Tarjeta Dorada de RENFE.

- Teleasistencia domiciliaria. Para personas que permanezcan solas la mayor parte del día.

- Voluntariado y ONGs.

En definitiva, las ayudas para las personas con minusvalías son múltiples, aunque nunca suficientes, por lo que es recomendable acudir al Centro Base del IMSERSO o a los Servicios Sociales de las Comunidades Autónomas, si han sido trasferidos estos servicios, donde además de valorar su grado de minusvalía, le podrán asesorar personalmente sobre posibles ayudas.

Puntos clave

- Sin duda, lo mejor es seguir con una vida laboral activa.

- Su médico le dará una baja laboral cuando sea necesario, como a cualquier otro paciente.

- Comente en los servicios médicos y de personal de la empresa la posibilidad de modificaciones laborales, si fuesen necesarias.

- Si va solicitar una incapacidad permanente, asesórese por un profesional (abogado laboralista) sobre sus posibilidades y cumplimiento de requisitos.

- Utilice su minusvalía para conseguir trabajo con más facilidad.

- Utilice los diversos beneficios para la ayuda e integración de las personas con minusvalía.

Los cuidados personales, o autoayuda, se pueden definir como lo que la gente con artritis reumatoide hace en el día a día para sentirse mejor o mejorar su calidad de vida. También se pueden definir como el conjunto de creencias y comportamientos que las personas con artritis reumatoide adoptan para conseguir o mantener un estado óptimo de salud y calidad de vida.

Hay algunos programas de educación en cuidados personales, como el ASMP (*Artritis Self-Management Program*), ampliamente difundido en USA por la Arthritis Foundation y en Canadá por la Arthritis Society. Su implantación en otros países, y en concreto en España, es muy limitada. Está diseñado para ayudar al paciente con artritis en diversos aspectos:

- Un mejor conocimiento de su artritis reumatoide.

- Aprender estrategias de adaptación al dolor crónico

- Adoptar un papel más activo en el cuidado de su artritis.

El ASMP está diseñado como un curso de seis semanas en sesiones de dos horas por semana, en clases de 10 a 14 personas, para obtener información y habilidades, discutir ideas y comentar experiencias. Los cursos están dirigidos por personal entrenado. En estos cursillos se ofrece información sobre cómo colaborar con su médico y equipo de salud, control del dolor, ejercicios, alimentación, prevención del cansancio, medidas de protección articular, medidas contra el estrés y la depresión e información sobre los tratamientos no tradicionales.

Sobre todos estos aspectos, y algunos otros, trata esta segunda parte del manual.

Por supuesto, estas actuaciones no sustituyen a su médico, sino que pretenden ayudar a un mejor tratamiento y evolución física, psíquica y funcional de su artritis reumatoide.

10

Relación médico-enfermo

Es un objetivo fundamental de este libro, y de cualquier programa de educación, fomentar la confianza en su médico. Para ello es preciso que exista una buena relación médico-enfermo. Es necesario que el paciente se sienta apoyado y adecuadamente atendido en el plano médico.

Cuando uno tiene una enfermedad aguda, como una neumonía o una apendicitis, el conocimiento del paciente sobre su enfermedad influye poco en el resultado final. Los médicos se ocupan. Operan al paciente de apendicitis o le dan los antibióticos adecuados para la neumonía, y el paciente normalmente se cura. Sin embargo, en las enfermedades crónicas, como la artritis reumatoide, el tratamiento óptimo implica establecer una verdadera asociación entre el médico y el paciente. El paciente pasa a ser un observador/evaluador real de su enfermedad y de la evolución de la misma con los diversos tratamientos. Los pacientes pueden ayudar a los médicos a diseñar un plan de tratamiento adecuado a sus necesidades y, también, a evaluar su eficacia. Para esto, los pacientes deben saber cuál es su papel en el tratamiento de la enfermedad; por ejemplo, en qué se deben fijar para advertir los efectos adversos de un fármaco, o conocer las posibles alternativas terapéuticas para tomar una decisión informada.

No se trata de hacerse amigo de su médico, lo cual no suele aportar beneficios adicionales al tratamiento. Se trata de mantener con su equipo médico una buena relación profesional para sacar adelante su enfermedad de la mejor manera posible.

Dice J. Corral en su libro *Vida y opiniones de un reumático*: «A juicio de estos profesionales de la salud (se refiere a los reumatólogos), buen enfermo es aquel que, siguiendo al pie de la letra las prescripciones de su médico, acudiendo a la consulta cuantas veces se le cite –pero no más- y sometiéndose de buen grado a cuantas manipulaciones, exploraciones, análisis y controles estimen pertinentes, acaba por curarse. Lo malo es cuando el paciente, a pesar de seguir todas esas prácticas, ni se cura, ni mejora... ni mantiene a perpetuidad su fe en la ciencia y en las prácticas médicas. En una de esas, el buen enfermo pasa a ser un mal enfermo.» El autor le echa la culpa a la propia enfermedad crónica y a la medicina, que no tiene respuestas suficientemente eficaces. Y continúa diciendo: «Todas esas cosas obligan a variar la medicación y adoptar nuevas medidas. A partir de entonces el enfermo, si no lo era antes, empieza a convertirse en un plañidero, o en un tirano que se pasa el día dando el coñazo a su médico, o en un contestatario, o en un desertor... Pero lo más probable es que, pasando secuencialmente por todas esas etapas, concluya por ejercer de perezoso escéptico que se medica a sí mismo, que acude a la consulta sólo en momentos difíciles y que cuestiona por principio cualquier prescripción. En definitiva, en un pésimo enfermo».

La descripción es estupenda. No le quito la razón a J. Corral. Lo que más deteriora la relación médico-enfermo es que la enfermedad vaya mal. Cuando las cosas van bien, todo el mundo es bueno. Lo difícil, para unos y otros, es mantener el tipo cuando las cosas no van todo lo bien que se desea. También, cabría hablar de si la mala relación médico-paciente es una consecuencia del mal control de la enfermedad, o su causa. En cualquier caso, en mi opinión, también hay otras situaciones por parte del paciente y del personal sanitario que deterioran esta relación. Algunas de estas situaciones son:

- Por parte de los enfermos.

  - El incumplimiento sistemático de los tratamientos. Es absurdo ir a un médico, aunque sea gratis, y no seguir las indicaciones que este le da.

  - El desconocimiento o no cumplimiento de las normas de funcionamiento de los servicios sanitarios, sobre todo en cuanto a visitas, horarios...

  - El abuso de los servicios médicos. La exigencia de pruebas o exploraciones que el médico no considera indicadas.

  - La «utilización» del personal sanitario para otros intereses del paciente.

- Por parte del personal sanitario.

  - La falta de comunicación con el paciente.

  - La sobrecarga asistencial.

  - No disponer de un médico responsable, sino que la consulta sea pasada cada vez por un médico distinto.

- Por parte de ambos.

  - Los problemas habituales que conlleva el trato entre personas. No todo el mundo es igual en su manera de ser, ni de relacionarse.

La mayoría de los puntos de discordia se pueden solucionar dialogando, aceptando la diversidad de las personas y con buena educación. Si no está de acuerdo ante alguna situación, manifieste su disconformidad de modo correcto ante quien corresponda. Las críticas constructivas son buenas para mejorar la atención y las relaciones.

CONOZCA LA ORGANIZACIÓN DE LOS SERVICIOS SANITARIOS

Usted va necesitar el uso de los servicios médicos con relativa frecuencia. Por eso es interesante que conozca la organización de estos servicios en su lugar de residencia y cuál es el uso razonable de estos servicios.

- ¿Cuándo y por qué problemas debe ir a su médico de cabecera?
- ¿Cuándo y por qué motivos debe acudir a la consulta de reumatología?
- ¿Cuál es la manera de acceder a los servicios especializados?
- ¿Cómo solicitar una cita que no esté programada?
- ¿Es posible contactar por teléfono?
- ¿Cuándo se debe acudir a los servicios de Urgencias?
- ¿Qué hacer en caso de emergencia?
- ¿Qué hacer para llamar a una ambulancia?

Sea razonable y use el sentido común, aunque a veces con la Administración no es suficiente. Para los problemas habituales, no reumatológicos, lo normal será que acuda a su médico de cabecera. Si presenta un brote articular o una complicación relacionada con el tratamiento, lo más normal será que contacte con su reumatólogo. Si se siente gravemente enfermo, debe acudir a los servicios de urgencias.

COLABORE ACTIVAMENTE EN SU TRATAMIENTO

Los médicos, el personal sanitario y USTED como paciente, forman un equipo que tiene como objetivo mejorar su enfermedad. No sólo el personal sanitario tiene la obligación de procurarle los mejores cuidados médicos posibles, usted también tiene que poner mucho de su parte para conseguir una salud adecuada. No es suficiente con pensar «a mí que me curen». Su actuación en este equipo es de la máxima importancia por varios motivos:

- Es el mejor observador de cómo va la enfermedad.

- Es el mejor observador de la eficacia del tratamiento.

- Es el mejor observador de la tolerancia y efectos adversos de los fármacos.

- Su colaboración activa en el tratamiento mejora el pronóstico de la enfermedad.

Estos son los consejos que da la FDA (Food and Drug Administration) para colaborar activamente en el tratamiento de una enfermedad:

1. Hable claro. Al realizar la historia clínica los médicos le preguntarán sobre diversos aspectos de su vida, alergias, enfermedades que ha tenido o que tiene, otras medicaciones que toma... Sea sincero.

2. Haga preguntas. No se quede con la duda. Lo que no quede claro, pregúntelo. A veces, con los nervios del momento, no queda claro nada e, incluso, se entiende todo al revés. Por eso, puede ser conveniente ir acompañado de un familiar o amigo.

- ¿Se puede usar el medicamento genérico?

- ¿Sustituye la nueva medicina a otras que estaba tomando?

- ¿Qué dosis, de qué manera hay que tomarla y durante cuánto tiempo hay que tomarla?

- ¿Qué hacer si se olvida una dosis?

- ¿Cuándo se debe notar la mejoría?

- ¿Se necesitan controles periódicos?

- ¿Debería evitar otras medicinas?

- ¿Cuáles son los efectos secundarios posibles?

- ¿Qué debo hacer si aparece un efecto secundario?

3. *Conozca la realidad.* Es bueno conocer la verdad sobre su enfermedad y sobre las medicinas que toma. Infórmese sobre la medicación. Si no es una persona que tienda a agobiarse, lea los prospectos de las medicinas; son para su información. En ellos suelen describirse múltiples efectos adversos que asustan al lector. Hágase a la idea de que si se publicase un folleto sobre los riesgos de salir a la calle, vendrían recogidos riesgos muy raros (como que se caiga una teja y le rompa la cabeza) y otros también raros, pero más frecuentes (como que le atropelle un coche o que le roben). Simplemente, son riesgos posibles, lo que no implica que le vayan a ocurrir. Nadie decide quedarse en casa por estos riesgos; lo que no impide que no se tomen precauciones para no ser atropellado o no sufrir un robo. Algunos riesgos de las medicinas son más reales y otros excepcionales. Pregunte a su médico si tiene dudas sobre los riesgos reales de la medicación.

4. *Tome su decisión.* Usted es el dueño de su cuerpo. Una vez asesorado y conocidos los riesgos y beneficios, la decisión final es suya.

5. *Siga las instrucciones.* Asegúrese de que está tomando la medicina indicada. A veces, la letra de médicos y enfermeras en la receta deja mucho que desear. Tome exactamente la dosis recomendada y de la forma en que le fue indicada. Tome la medicina durante el tiempo que se le ha indicado, aunque empiece a encontrarse mejor antes.

6. *Comente en las revisiones su evolución.* Hable claro con su médico sobre la medicación: de su eficacia o ineficacia, de cómo la tolera y de los posibles efectos adversos. Quizás pueda ser necesario un ajuste de la dosis. No deje de tomar las medicinas sin consultarlo con su equipo médico.

Puntos clave
• Participe activamente en su tratamiento.
• Colabore con el médico.
• No se quede con dudas. Haga preguntas.
• Conozca la organización de los servicios sanitarios que le atienden.

11

Métodos para alivio del dolor

Se conocen varios métodos para ayudar a aliviar el dolor por cortos periodos de tiempo. Las estrategias son variadas y no todo el mundo responde por igual, por lo que se aconseja probar con algunas de las más habituales, y usar una u otra en función de los resultados. Estos métodos no sustituyen a los fármacos antiinflamatorios que le indique su médico, si el dolor es debido a inflamación articular.

El primer paso es aprender a comprender y aceptar su dolor. Un dolor aceptable se puede convertir en insoportable si se vive con angustia. El paciente debe aceptar que hay actividades que incrementan su dolor y probablemente deba modificar o eliminar dichos factores desencadenantes. Cuando no es posible evitarlos y se produce el dolor, los siguientes métodos ayudan a muchas personas.

CALOR Y FRÍO

Tanto el frío como el calor son tratamientos habituales, y a veces muy efectivos, para reducir el dolor y la rigidez de la artritis. El calor mejora la circulación sanguínea y relaja la contractura muscular. El frío calma la excitación de las células nerviosas que transmiten el dolor y reduce la inflamación en las articulaciones inflamadas.

No todos los pacientes responden de igual manera al frío y al calor, por lo que es probable que haya que experimentar qué es lo que mejor le va a uno en cada situación. De hecho, para alguna gente el mejor alivio del dolor se consigue alternando calor y frío, cinco minutos con cada uno.

Es importante hablar con su médico por si existiese alguna razón por la que no es conveniente aplicarse calor o frío. Las aplicaciones de frío pueden no ser adecuadas si se tiene mala circulación, vasculitis o fenómeno de Raynaud, porque el frío puede disminuir más la circulación en los vasos sanguíneos ya estrechados.

Tanto si se va a aplicar calor como frío, evite los extremos: no ponga los dispositivos de calor o frío muy calientes o muy fríos y coloque siempre una toalla u otra protección entre la fuente de calor y la piel para evitar quemaduras o congelaciones de la piel, y no los mantenga durante más de 10 a 20 minutos cada vez. Asegúrese de no quedarse dormido con una bolsa caliente sobre su articulación dolorosa, ya que podría sufrir quemaduras; por el mismo motivo, no se tumbe encima de la fuente de calor.

Hay diversos dispositivos que producen frío, incluyendo sprays y geles mentolados que se aplican sobre la piel. Las almohadillas de frío o bolsas de hielo son especialmente buenas para el alivio del dolor por un brote articular. Las almohadillas de frío se pueden comprar en farmacias, ortopedias e hipermercados, pero si necesita un rápido alivio de una articulación dolorida o inflamada, puede usar hielo del congelador metido en una bolsa de plástico. Envuélvalo en una toalla y aplíquelo directamente sobre el área dolorosa, usándolo 10 a 15 minutos de cada vez. El frío se usa habitualmente para las articulaciones con inflamación aguda.

El calor es un relajante muscular natural y un buen remedio para aliviar la contractura muscular asociada al dolor articular; también se puede usar para estimular la circulación, aunque no se debería utilizar sobre articulaciones ya inflamadas. Hay muchas fuentes de calor. Todo lo que necesitan algunos pacientes es una ducha o un baño caliente; a otros les gustan formas más sofisticadas, como una bañera de hidromasaje. El calor puede aplicarse mediante paños calientes, lámparas de calor, almohadillas eléctricas, un baño o una ducha, y desde luego, con las botellas y bolsas de agua caliente de toda la vida, durante 15 a 20 minutos, tres veces al día. Todos estos métodos tienen una eficacia similar, aunque algunos terapeutas sugieren que el calor húmedo es mejor que el seco.

Otras formas de aplicación de calor incluyen los ultrasonidos, que utilizan ondas de presión para penetrar y relajar las articulaciones doloridas, y la diatermia, que utiliza radiaciones electromagnéticas (una lámpara con un foco de infrarrojos, no el foco de luz ultravioleta de las lámparas solares). Son formas de aplicar calor profundo. Ambos producen una significativa dilatación de los vasos sanguíneos de la piel y el consiguiente calor. El calor profundo no se recomienda para articulaciones con inflamación.

CREMAS Y GELES

Son otro de los remedios más utilizados para el alivio temporal del dolor. Su utilidad es simplemente el alivio del dolor. No tienen un verdadero efecto antiinflamatorio, por lo que no sustituyen a los fármacos de este tipo.

Muchas cremas, geles y linimentos son irritantes, y actuarían según el dicho de que «un dolor quita otro dolor». Así actuaría la capsaicina (Capsidol®, Gelcen®), una de las cremas de utilidad más probada como analgésico. Además del efecto analgésico del principio activo, muchas de estas cremas pueden actuar indirectamente por el efecto del masaje en su aplicación o el calor local. Estas pomadas se pueden usar junto con los antiinflamatorios por vía general. Los efectos adversos más habituales son irritación y sensibilizaciones cutáneas, que hacen que algunas personas no las toleren. Debe evitarse su aplicación en ojos y en heridas abiertas.

La eficacia de las cremas y geles de sustancias antiinflamatorias no está bien demostrada, aunque pueden ayudar a aliviar el dolor y muchos pacientes las utilizan. La cantidad del producto que pasa a la sangre es muy pequeña, por lo que no es probable ningún efecto a nivel general, ni tampoco efectos adversos notables, salvo irritación o sensibilización local.

DESCANSO

Cuando se tiene un brote y las articulaciones están inflamadas es importante el reposo, tanto como sea posible, ya que cualquier sobrecarga sobre la articulación puede aumentar el dolor y el daño articular. En esos momentos el descanso es esencial. Sin embargo, se debe evitar que la inactividad atrofie el músculo y produzca rigidez y deformidades. Por ello, es preciso equilibrar el reposo con el ejercicio, movilizando todas las articulaciones hasta su máximo grado de movimiento, sin forzar, al menos dos veces al día.

Evite las posturas en flexión de las articulaciones, para prevenir la rigidez y deformidad. No se deben poner almohadas debajo de las rodillas que favorecerán estas deformidades en flexión, muy difíciles de corregir posteriormente.

Intente anticiparse al cansancio y descanse antes de llegar a estar realmente agotado: tendrá menos dolor y combatirá el cansancio de una manera más eficaz. Si se encuentra cansado, deje la actividad; ya la realizará cuando tenga más fuerzas. Busque la manera de hacer las cosas con menos esfuerzo. Si es necesario, use aparatos de ayuda o solicite ayuda a otras personas.

RELAJACIÓN

El dolor origina estrés y tensión, que a su vez provocan más dolor. Las técnicas de relajación pueden ayudar a evitar este círculo vicioso. Los pacientes pueden aprender a liberar las tensiones de sus músculos para aliviar el dolor. Los fisioterapeutas y los psicólogos pueden enseñarle este tipo de técnicas. En los balnearios, lugares de vacaciones, asociaciones, centros cívicos, centros de la tercera edad, gimnasios..., con frecuencia hay cursos de técnicas de relajación. También es fácil encontrar material didáctico en forma de videos o cassettes para ayudar a relajarse de modo más eficaz. Para conseguir una relajación adecuada se necesitan cuatro elementos básicos:

1. Un ambiente tranquilo. Hay que apagar no sólo los estímulos internos, sino también las distracciones del exterior (apagar la televisión y el móvil, disponer de una habitación silenciosa...).

2. Un objeto en el que detenerse o un apoyo mental como, por ejemplo, repetir una palabra o una frase, la contemplación de un símbolo como una flor, o concentrarse en un sentimiento, como la paz. Otra técnica promueve la relajación alternando la contracción y relajación de grupos musculares.

3. Una actitud pasiva. Es el factor esencial. Vaciar todos los pensamientos y distracciones de la mente.

4. Una posición confortable. Se debe estar cómodo como para mantenerse en la misma posición durante 20 minutos.

A las personas que tienen dificultades para relajarse (les pasa a muchos) les puede ayudar la biorretroalimentación *(biofeedback)*. Es la utilización de aparatos eléctricos sensibles para hacer que la persona sea consciente de las reacciones de su cuerpo ante el estrés, el dolor y la relajación. Puede encontrar estos sistemas en los cursos y programas dedicados a la enseñanza de técnicas de relajación.

Existen algunas otras técnicas sencillas, relacionadas con la relajación, y que también pueden ayudarle a aliviar los dolores.

- Distracción. Hablar con alguien, ponerse a hacer alguna cosa... Se trata de escaparse del dolor distrayéndose en otra cosa. Haga alguna actividad placentera y que tenga una elevada capacidad de absorber su pensamiento. Si esta actividad placentera absorbe totalmente su pensamiento, el dolor pasará a ser irrelevante. Estas actividades pueden ser oir música, jugar al ajedrez, pintar, arreglar el jardín, hacer la comida preferida o escribir a un ser querido..., todo depende de los gustos de cada persona.

- Procure estar optimista; una sonrisa no deja de ser una buena fórmula para relajarse y disminuir la tensión muscular. Diviértase.

OTROS MÉTODOS DE ALIVIO DEL DOLOR

- *Masajes.* Cuando son realizados por profesionales adecuados pueden ayudar a controlar el dolor, a mejorar el movimiento articular y a incrementar la flexibilidad muscular y tendinosa. Muchos pacientes notan alivio si se dan o reciben masajes en la zona dolorosa, consiguiendo una mejor relajación muscular. Se aconseja realizarlo usando un aceite o crema para que las manos se deslicen más fácilmente sobre la piel, o realizarlo con un gel mentolado. A algunas personas les gusta en especial un masaje con alcohol de romero. (Ver apartado 16.5: «Masajes»).

- *TENS* (estimulación nerviosa eléctrica transcutánea). Con el TENS se transmite una descarga eléctrica a través de unos electrodos colocados en la piel, cerca de la zona dolorosa. Estos impulsos eléctricos bloquean la transmisión de la señal dolorosa al cerebro. Los TENS son seguros, no hay peligro de electrocutarse. Hay modelos para todos los bolsillos. Los modelos modernos son pequeños y se pueden llevar durante el día, apagándolos o encendiéndolos según las necesidades del dolor.

- ***Ultrasonidos.*** Pueden ser útiles para reducir la inflamación de las vainas que rodean los tendones (tenosinovitis).

- ***Actividades físicas.*** Algunas formas de actividad física, como ejercicios de estiramiento, yoga, t'ai chi, e incluso el ejercicio habitual moderado pueden ayudar a conseguir un mejor estado de relajación y disminuir el dolor.

- ***Hidroterapia*** (terapia con agua). Puede aliviar el dolor y la rigidez. La realización de los ejercicios puede ser más fácil en una piscina, ya que el agua disminuye el peso de las articulaciones. Los diversos tipos de balneoterapia pueden ayudar a aliviar el dolor y el cansancio y a mejorar la capacidad funcional (Ver apartado 16.3: «Baños»).

- ***Acupuntura.*** La acupuntura es un método tradicional chino para aliviar el dolor. Los investigadores piensan que las agujas que coloca el acupuntor estimulan los nervios sensitivos profundos que llevan la señal al cerebro para la liberación de endorfinas (opiáceos analgésicos naturales). Debe ser realizada por un acupuntor cualificado. (Ver apartado 16.2: «Acupuntura»).

Puntos clave

- Los métodos de alivio del dolor son diversos, así como las preferencias individuales. Pruebe varios sistemas y practique el que mejor se adapte a sus necesidades y gustos.

- Calor y frío local:

  - Use calor superficial para el dolor crónico.

  - Use frío para el dolor agudo.

  - Sea moderado en el uso de ambos:

    - No más de 15 minutos cada aplicación.

    - Proteja la piel.

  - El calor profundo no está recomendado en las articulaciones inflamadas.

- Muchos pacientes usan la aplicación de cremas y los masajes en las zonas dolorosas.

- Es importante el reposo en los brotes de inflamación articular.

- Le puede ayudar el aprendizaje de un sistema de relajación.

- Distráigase. Diviértase. Procure ser optimista.

12

Ejercicio y artritis reumatoide

En este apartado se intenta responder a cuestiones generales sobre el ejercicio en la artritis reumatoide. La cantidad y tipo de ejercicio recomendado puede variar para cada individuo, dependiendo de las articulaciones afectadas, del grado de inflamación, de la estabilidad de las articulaciones o de si la articulación tiene una prótesis o no.

Los pacientes con artritis reumatoide deben hacer ejercicio. El ejercicio es parte de un plan de tratamiento más amplio, que también incluirá reposo y relajación e instrucciones sobre el uso adecuado de las articulaciones, que se verán posteriormente.

El ejercicio puede ayudar a las personas con artritis reumatoide de múltiples maneras:

- Reduce el dolor y la rigidez articular.
- Mejora la flexibilidad y fuerza muscular.
- Hace que sea menor la pérdida de hueso (menos osteoporosis).
- Mejora la salud cardiaca y el estado de forma física general.

- Ayuda a reducir peso.

- Proporciona beneficios psicológicos y sociales.

- Ayuda a relajarse, a dormir mejor y a sentirse mejor en general.

- Las personas (con o son artritis reumatoide) viven más y mejor si hacen ejercicio regularmente.

En definitiva, todo son ventajas con la realización de ***ejercicio físico adecuado.***

TIPOS DE EJERCICIO INDICADOS EN ARTRITIS REUMATOIDE

Existen tres tipos principales de ejercicios que pueden resultar beneficiosos para las personas con artritis reumatoide:

- ***Ejercicios de movilidad.*** Ayudan a mantener y recuperar el movimiento normal de las articulaciones y también mejoran la rigidez. Consisten en la realización de los movimientos propios de cada articulación, intentando llegar con suavidad, sin forzar, a la mayor amplitud posible de movimiento.

- ***Ejercicios de fortalecimiento.*** Contribuyen a aumentar o mantener la fuerza de los músculos que rodean las articulaciones, para que éstas sean más estables. Hay dos tipos de ejercicios de fortalecimiento: los isométricos (contraer los músculos sin utilizar las articulaciones) y los isotónicos (contracción muscular con movimiento articular).

- ***Ejercicios aeróbicos.*** Estos ejercicios mejoran la resistencia y la salud cardiovascular, al tiempo que mantienen fuertes los músculos y hacen más flexibles las articulaciones. Entre los ejercicios aeróbicos adecuados para la mayoría de las personas con enfermedades reumáticas se incluyen caminar, nadar o la bicicleta estática.

Muchas asociaciones, instituciones, ayuntamientos, etc., ofrecen programas de ejercicios para personas con limitaciones físicas. Según sus limitaciones, puede apuntarse a un grupo de gimnasia de mantenimiento o a un grupo de gimnasia para adultos o para personas con limitaciones. Habitualmente, apuntarse a un grupo hace que el cumplimiento del programa de ejercicios, la asistencia y la perseverancia en su realización sea mucho más fácil.

Las personas con artritis reumatoide deben comentar con su médico las opciones de ejercicio más adecuadas. Muchas personas pueden comenzar con ejercicios sencillos de movilidad o aeróbicos de baja intensidad. Las personas con artritis reumatoide pueden participar en gran parte, pero quizás no en todos, los deportes y programas de ejercicios, dependiendo fundamentalmente de las articulaciones afectadas. Su médico le indicará qué tipo de ejercicios están fuera de sus límites y no son adecuados para usted.

CONSEJOS PARA INICIAR UN PROGRAMA DE EJERCICIOS

Los ejercicios de movilización (mover cada articulación en todo su rango de movimiento) deben realizarse una o dos veces cada día, repitiendo cada movimiento 5 a 10 veces.

El tipo de programa de ejercicios de fortalecimiento varía según las preferencias personales y la actividad inflamatoria de la enfermedad. El fortalecimiento muscular se puede conseguir fundamentalmente con ejercicios isométricos, estiramiento de bandas elásticas y ejercicios contra resistencia en agua. Los ejercicios del tipo de levantamiento de pesas están contraindicados, pues aumentan la inflamación articular, el dolor, el cansancio y la presión dentro de la articulación.

Los ejercicios de resistencia o aeróbicos (nadar, caminar, andar en bicicleta) se deberían realizar durante 30 minutos, de tres a cinco días por la semana, a no ser que tenga dolor severo o inflamación en sus articulaciones. En estos ejercicios aeróbicos el máximo de latidos cardiacos por minuto debe ser 220 menos la edad en años. Lo adecuado es mantenerse entre el 55-70% de esas pulsaciones máximas. Así, si tiene 50 años, no debe pasar de 170 pulsaciones (cifra máxima). Trate de mantenerse entre 95 y 120 pulsaciones por minuto. En esa franja de pulsaciones el aporte de oxígeno al músculo es óptimo. Puede tomarse el pulso mientras realiza el ejercicio, aunque también hay diversos medidores de pulsaciones en el mercado y algunas máquinas (bicicletas estáticas) los llevan incorporados. Si no quiere complicarse la vida, el ejercicio aeróbico suele hacer a la gente sudar y permite mantener una conversación mientras se realiza. Si no suda es probable que esté por debajo de lo aconsejable. Si mientras lo realiza no es capaz de mantener una conversación probablemente se esté pasando.

Empiece a ejercitarse suavemente para averiguar cuánto ejercicio puede realizar. Tenga paciencia en la progresión. El ejercicio debe hacerle sentirse algo cansado, pero no agotado. Aumente gradualmente la cantidad de ejercicio que hace cada día. La mayoría de expertos están de acuerdo en que si el ejercicio origina dolor o cansancio que dura más de una hora, es que el entrenamiento es excesivo.

Los pacientes con artritis reumatoide deberían hablar con su médico o fisioterapeuta si notan cualquiera de los siguientes signos de ejercicio excesivo:

- Cansancio inusual o persistente.

- Pérdida de fuerza.

- Disminución del grado de movimiento.

- Aumento de la inflamación articular.

- Dolor mantenido (dolor que dura más de una hora después del ejercicio).

- ***En los brotes de actividad de la artritis reumatoide es mejor el reposo que el ejercicio.*** En ocasiones, su médico le puede aconsejar reposo absoluto, en cama. Durante estos brotes de inflamación articular se aconsejan los ejercicios de movilización, consistentes en llevar las articulaciones a su plena amplitud de movilidad, de modo suave, al menos una o dos veces al día.

MODELO DE PLAN DE EJERCICIOS

El siguiente plan de ejercicios puede ser útil para muchos enfermos con artritis reumatoide.

- Puede aplicar calor a las articulaciones doloridas. Es opcional, pero mucha gente con artritis comienza así su programa de ejercicios.

    1. Calentamiento: camine o muévase lentamente.
    2. Relajación: sacuda todos sus miembros y muévalos lentamente.
    3. Estiramiento: extienda y flexione sus brazos y sus piernas tan lejos como pueda.
    4. Resistencia o aeróbico: camine rápido, nade o ande en bicicleta, según las recomendaciones dadas para el ejercicio aeróbico.
    5. Enfriamiento: camine o muévase lentamente.

- Puede usar bolsas de frío después del ejercicio. Es opcional. A muchas personas con artritis les gusta acabar así sus ejercicios de rutina.

ANDAR, CORRER, NADAR, BICICLETA...

- ***Andar.*** Tiene la ventaja de no requerir equipo especial y puede ajustarse a sus necesidades. Puede ser difícil para los pacientes con problemas en caderas, rodillas o pies. Lleve un calzado cómodo. Camine por lugares donde pueda sentarse a descansar si se siente cansado o con dolor. Comience caminando lentamente y después aumente la velocidad poco a poco y sin forzarse. Si tiene problemas en la cadera o rodilla, puede ayudarle un bastón en la mano contraria.

- *Correr.* Correr puede ser adecuado para las escasas personas con artritis reumatoide que no tengan afectadas las extremidades inferiores. No es aconsejable si hay afectación de caderas, rodillas, tobillos o pies, pues sobrecargará estas articulaciones. No se ponga a correr si antes no ha visto que es capaz de caminar con comodidad durante una hora al día durante más de un mes.

- *Bicicleta.* Sobrecarga poco las caderas, pero algo más las rodillas, en especial al subir cuestas, que en la bicicleta son duras para todo el mundo. Use casco y vaya por carreteras seguras. Todos estos problemas se evitan con la bicicleta estática en el domicilio, pero es más aburrida y es más difícil ser constante. Hay personas que para hacerla más amena, leen, escuchan música o ven la televisión mientras pedalean.

- *Nadar.* El ejercicio y los movimientos son más fáciles en el agua. Aunque no sepa nadar (ahora es un buen momento para aprender), puede hacer ejercicios dentro del agua, sentado o de pie, agarrado al borde de la piscina, en una zona segura. Nadar es especialmente bueno para personas con afectación de rodillas y caderas, ya que el agua sostiene el cuerpo y se hace ejercicio sin sobrecargar las articulaciones.

Puntos clave

- Comente el plan de ejercicios con su médico.

- Comience, si es posible, con la supervisión de un fisioterapeuta o entrenador cualificado.

- No haga ejercicio si está muy cansado.

- Haga ejercicio en el momento del día en que se sienta mejor.

- Progrese lentamente. Tenga paciencia. Sea constante. No compita con otras personas. Está haciendo ejercicio para mejorar su salud, no para ser el mejor del grupo.

- Si un ejercicio le provoca dolor no lo haga.

- Suspenda el ejercicio si las articulaciones llegan a estar doloridas, inflamadas o enrojecidas y hable con su médico sobre la causa y la manera de eliminarla.

- Deje el ejercicio si su respiración se hace difícil o su corazón late muy rápido.

- Elija el programa de ejercicios que más le divierta y haga de él un hábito.

13

Medidas generales
de protección articular

Las articulaciones con artritis soportan mal la sobrecarga que puede soportar una articulación normal. Estas acciones de sobrecarga aumentan el dolor y el daño estructural de unas articulaciones ya lesionadas. Aunque todo el mundo debería seguir unos consejos para la protección de sus articulaciones, esto es especialmente importante para las personas con artritis reumatoide.

Cualquier actividad o movimiento se puede realizar sobrecargando mucho las articulaciones, o bien, sometiéndolas a la menor carga posible, lo cual, indudablemente, es mucho mejor. Proteger las articulaciones es una de las formas más eficaces de evitar y aliviar el dolor y prevenir el posterior daño articular. Es tan simple que a mucha gente le cuesta creerlo: ciude sus articulaciones, no las machaque.

Para conseguir evitar la sobrecarga articular disponemos de dos procedimientos fundamentales:

- Técnicas de protección articular.

- Uso de dispositivos de ayuda.

TÉCNICAS DE PROTECCIÓN ARTICULAR

Proteja sus articulaciones para evitar el dolor y el daño articular. Al final del capítulo se encuentran recomendaciones individualizadas para las articulaciones normalmente más afectadas en la artritis reumatoide. Siga estos consejos generales para proteger sus articulaciones de tensiones innecesarias.

1. Mueva sus articulaciones hasta su pleno grado de movimiento al menos una vez al día. Esto ayudará a mantener la movilidad en sus articulaciones y a evitar la rigidez. El grado de movilidad de cada articulación puede variar de un día a otro. Tenga cuidado de no pasarse. Haga los movimientos de modo lento y suave, sin llegar a provocar dolor. Las sacudidas bruscas o exageradas pueden dañar sus articulaciones.

2. Aprenda a conocer y respetar su dolor. Es conveniente saber diferenciar el malestar general de la artritis y el dolor provocado por el uso excesivo de una articulación. Siendo consciente de las actividades que sobrecargan una articulación lesionada, puede evitar repetir ese movimiento.

El dolor que dura más de una hora después de una actividad indica que la actividad era excesiva. Piense en las maneras de modificar la realización de esa acción o haga menos. Recuerde que es más fácil y probable que se lesione una articulación cuando está dolorida o inflamada. Por lo tanto, cuide en especial esas articulaciones.

3. Cuide sus manos. Las manos están prácticamente siempre afectadas en la artritis reumatoide y suelen deformarse. Los dedos de las manos se usan en muchas actividades de la vida diaria, por lo que un uso incorrecto puede aumentar el riesgo de desarrollar estas deformidades.

Evite las posiciones que empujen sus otros dedos hacia el dedo meñique. El movimiento de los dedos debería ir en la dirección del pulgar siempre que sea posible, porque la artritis reumatoide tiende a deformar las manos desviando los dedos en dirección al dedo pequeño. Por ejemplo no limpie las migas de la mesa con su palma plana sobre la mesa; en su lugar, vuelva su mano de modo que el meñique repose sobre la mesa y la palma de la mano esté de frente; empuje así las migas hacia fuera de la mesa.

Es probable que tenga dificultades para cerrar el puño y menos fuerza en la mano, por ello los utensilios con el mango grueso, que son más fáciles de sujetar, le pueden ser de mucha ayuda.

Evite sujetar los objetos haciendo pinza entre el dedo pulgar y los otros dedos, por ejemplo, al llevar una bandeja. Es mejor sujetar los objetos en la palma de sus manos. Si va a esta leyendo durante un período largo, utilice un atril. En lugar de un bolso de mano use bolsos de bandolera (colgados del hombro).

4. *Sea «ergonómico».* Mantenga buenas posturas. Las malas posturas originan una distribución de los pesos inadecuada y pueden lesionar sus músculos y ligamentos.

Una mecánica corporal adecuada le permitirá usar su cuerpo de un modo más eficiente, disminuyendo la carga sobre las articulaciones y conservando mejor las fuerzas.

Es importante tener los objetos necesarios a una altura adecuada y fáciles de alcanzar. Igualmente importante es tener sillas y mesas de trabajo adecuadas. El asiento debe tener un buen respaldo. Sus antebrazos y muslos deben estar paralelos al suelo. Si escribe en un teclado durante largos períodos de tiempo y su silla no tiene brazos, considere la utilización de apoyos para la muñeca y el antebrazo. Una superficie de trabajo algo inclinada para leer y escribir es más descansada para su cuello.

Use sillas altas, mejor que sofás bajos, para disminuir la carga sobre sus caderas y rodillas cuando se incorpore. Para recoger objetos del suelo, procure doblar sus rodillas y caderas.

Si no puede por problemas en estas articulaciones, siéntese en una silla e inclínese por encima de las rodillas.

Lleve los objetos pesados pegados a su pecho, apoyando el peso en sus antebrazos.

5. *Use para el trabajo la articulación más fuerte disponible.* Reserve sus articulaciones más débiles para los trabajos específicos que sólo ellas pueden realizar.

Lleve los objetos con sus palmas abiertas y distribuya el peso de modo igual sobre los antebrazos. Es mejor deslizar los objetos sobre la encimera o el banco de trabajo, que levantarlos. Distribuya el peso de los objetos sobre varias articulaciones. Por ejemplo, use ambas manos para levantar un cazuela pesada.

A lo largo del día, favorezca a las articulaciones grandes. Por ejemplo, no empuje para abrir una puerta pesada con la mano y la muñeca, empuje con el hombro y la cadera o deje que alguien se la abra.

6. *Evite mantener sus articulaciones en la misma posición durante períodos prolongados de tiempo.* Cambie de posición con frecuencia. No les dé a sus articulaciones las oportunidad de volverse rígidas, manténgalas en movimiento.

Cuando esté escribiendo o haciendo un trabajo manual, libere su mano cada 10 a 15 minutos. Cuando haga viajes largos en coche, pare, salga del coche, estírese y muévase alrededor, al menos cada hora. Mientras esté viendo la televisión, levántese y muévase cada media hora.

7. *Equilibre durante el día períodos de actividad y descanso.* Si distribuye eficazmente sus labores a lo largo del día evitará sobrecargar las articulaciones.

- Trabaje a un ritmo tranquilo y moderado, evitando ímpetus y precipitaciones.

- Descanse antes de llegar a estar fatigado o dolorido.

- Alterne las actividades ligeras y moderadas a lo largo del día.

- Tómese intervalos periódicos de descanso.

8. Inmovilización con férulas. En ocasiones puede ser necesario el uso de férulas para mantener en reposo una articulación, estabilizarla y evitar o corregir deformidades. Las inmovilizaciones más habituales de este tipo en la artritis reumatoide son muñequeras-férulas para aliviar el síndrome del túnel carpiano y para evitar la desviación de los dedos en dirección al dedo pequeño. También puede ser necesario un collarín cervical como medio de estabilización temporal en caso de inestabilidad de la columna cervical. Es recomendable que comente con su médico el uso de estos dispositivos de inmovilización.

USO DE DISPOSITIVOS DE AYUDA

Es necesario mantener y mejorar las capacidades funcionales en las actividades de la vida diaria. Estas actividades comprenden las tareas de alimentación, vestido, higiene personal, baño, tareas domésticas (cocinado, lavado, limpieza de la casa, cuidado de los niños...) y salir a la calle (hacer las compras, pasear, divertirse...), todas ellas tareas básicas para la propia autonomía.

El uso de algunos dispositivos de ayuda puede permitirle la realización de muchas actividades de la vida diaria, como leer un libro, abrir una puerta o abotonarse la chaqueta y que la imposibilidad de su realización sea menos frustrante. Estos dispositivos se pueden encontrar en farmacias, ortopedias, tiendas de material médico... Existe una oferta muy amplia en la página web de la Arthritis Society de Canadá (www.arthritis.ca), aunque está en inglés. Contacte con su médico y especialista en ortopedia para obtener más información sobre las ayudas disponibles. Además de los dispositivos que puedan existir en el mercado es muy recomendable que evalúe sus necesidades, son muy variables de unas personas a otras, y busque sus propias soluciones.

- ***Para la alimentación.*** Use utensilios de mangos gruesos y blandos. Puede realizar sus propios instrumentos forrando con tubo de espuma, como los usados para el aislamiento de las tuberías, los diversos utensilios de cocina... Use utensilios de poco peso.

- ***Para la higiene y el baño.*** Peine, cepillo de dientes, cepillo del pelo y esponja con mangos largos, gruesos y ligeros. Puede ayudar mucho a la movilidad y a evitar caídas unas barras de sujeción en la bañera. Es muy recomendable un asiento en la bañera y la colocación de un suelo antideslizante. También puede dar mucha autonomía en el aseo, un asiento elevado en el retrete y barras para sentarse e incorporarse con más facilidad.

- ***Para facilitar el vestirse.*** Estas ayudas pueden ser: calzadores con un brazo de extensión, dispositivos que ayudan a ponerse los calcetines o las medias, zapatos con cierre de velcro mejor que con cordones y utensilios para atarse los botones o cerrar cremalleras. Colocar arandelas o cintas en las cremalleras facilita su cierre y apertura. La ropa debe ser fácil de poner y de quitar, sin botones pequeños y con los cierres al frente, a ser posible de velcro o con cremalleras.

- ***Otros dispositivos manuales.*** Abridores automáticos de tarros, atril para leer libros, puertas correderas, abridores para puertas... Mangos gruesos para los diversos objetos de la casa de pequeño tamaño que se usan con la mano, manillas de las puertas, bolígrafos... Aprender trucos para abrir tapas y manejar manillas, tiradores y botones. El secreto está en el poder de las palancas: cuanto más largo sea el mango, menos fuerza se necesitará. Puede comprar brazos de extensión para la manillas de las puertas o del horno, mecanismos para abrir las puertas del coche...

- ***Para mejorar la movilidad.*** Puede ser muy recomendable el uso de un bastón de paseo, que se debe llevar en la mano opuesta a la rodilla o cadera más afectada. Las personas que caminan con mayor dificultad pueden hacerlo de un modo más seguro con un andador. En aquellas personas con peor evolución de la enfermedad puede ser necesario el uso de una silla de ruedas para desplazarse. Una buena silla de ruedas debe ser de un precio asequible, cómoda, fácil de mantener y reparar, estable (que no se vuelque), ligera para poder moverla y debe ajustarse a los gustos y necesidades del paciente.

MEDIDAS PARA MEJORAR LA FUNCIÓN DE LAS MANOS

Si usted padece de artritis reumatoide con importante afectación de la función de las manos, pueden serle de ayuda algunas de estas medidas.

- Use, si es posible, utensilios eléctricos (abrelatas, cuchillos...).

- Use utensilios ligeros, de aluminio o plástico.

- Use mangos gruesos y largos en los utensilios; le permitirán una más fácil sujeción haciendo poca fuerza con las manos.

- Poner un lazo o aro en las cremalleras le permitirá abrirlas y cerrarlas con mayor comodidad.

- Cambie los botones por velcro, si tiene dificultades para abrocharlos.

- No friegue los platos a mano, utilice lavavajillas y deje que los platos se sequen al aire. Por supuesto, tampoco lave la ropa a mano.

- Disponga en la cocina sistemas de almacenar las cosas de más uso, para que sean fáciles de alcanzar.

- Instale grifos monomando.

- Si es posible, procure deslizar los objetos mejor que levantarlos.

- Use un carro con ruedas para llevar objetos pesados.

- No levante los objetos con una sola mano haciendo pinza con los dedos. Es mejor meter las manos por debajo y elevarlos con las palmas.

- La fisioterapia puede serle de ayuda, en especial los baños de parafina.

- Existen férulas que pueden ayudarle a evitar la deformidad progresiva de las manos.

MEDIDAS DE PROTECCIÓN DE CADERAS Y RODILLAS

En cualquier circunstancia, y con mayor razón si padece de las caderas o las rodillas, tome una serie de medidas preventivas:

- Adelgace si tiene sobrepeso. Adelgazamientos discretos se acompañan de beneficios importantes.

- Para mantener el grado de movimiento y evitar posturas en flexión de cadera o rodilla haga ejercicios sencillos de movilización articular a diario.

- Haga ejercicio físico, mejorará la movilidad, la estabilidad y el tono muscular. Debe hacer ejercicios que no sobrecarguen las articulaciones afectadas. Evite darse caminatas o correr como ejercicio. Mejor paseos cortos que caminatas.

- Nadar y la bicicleta estática son buenas alternativas.

- Evite las escaleras siempre que sea posible. Si hay ascensor, utilícelo.

- Para usted es mejor estar sentado que de pie, así sobrecargará menos estas articulaciones.

- Siéntese en sillas altas, mejor que en sofás bajos. Se incorporará con más facilidad.

- Antes de levantarse de una silla, siéntese en el borde del asiento, le facilitará mucho la acción de levantarse. Use los brazos del asiento para levantarse.

- Evite arrodillarse y ponerse en cuclillas.

- Un bastón o muleta, llevado en la mano contraria a la articulación dolorosa, evita la sobrecarga articular al caminar y puede ser muy beneficioso.

- Una rodillera puede ayudarle a estabilizar su rodilla, si esta es inestable.

CUIDADOS DE LOS PIES

En cualquier circunstancia y con mayor razón si padece molestias en los pies, tome una serie de medidas preventivas:

- Examine sus pies con frecuencia, en especial si es diabético. Vigile los cambios de color y de temperatura, así como cualquier lesión de la piel.

- Córtese las uñas de los pies rectas, pero no demasiado cortas. No corte las esquinas o los lados de las uñas ya que puede favorecer la aparición de una uña encarnada.

- Un calzado cómodo y adecuado, con una suela firme y el resto del zapato blando, es la mejor manera de prevenir muchos problemas de los pies.

- Asegúrese de que el calzado le queda perfectamente. Se aconseja comprarlos por la tarde porque el pie está algo más grande. Debe quedar un centímetro entre el final del zapato y el dedo más largo.

- Elija el calzado adecuado para la actividad que vaya a realizar. Cambie de calzado, no lleve siempre el mismo.

- Dicen que los zapatos oscuros y sencillos disimulan mejor las deformidades de los pies.

- Si tiene dificultades para atarse los cordones, úselos con cierre de velcro.

- Los tacones altos son la principal causa de problemas en los pies en las mujeres. Los tacones altos también causan sobrecarga en las rodillas y en la espalda.

- Las mujeres que lleven tacones altos deberían, al menos, buscar zapatos más espaciosos para los dedos y usarlos lo menos posible.

- Con frecuencia, los pacientes con artritis reumatoide y afectación de la parte anterior del pie se benefician de plantillas de descarga para esa parte del pie, evitando así el dolor producido al andar.

- Si hay deformidades en la parte anterior del pie es frecuente la aparición de callosidades en la planta, para lo que será recomendable una visita al podólogo.

MEDIDAS GENERALES PARA LA PROTECCIÓN CERVICAL

En cualquier circunstancia y con mayor razón si tiene molestias en el cuello, tome una serie de medidas preventivas:

- Duerma en cama dura, con poca almohada.

- Recién levantado de la cama, después de las horas de reposo, evite forzar el cuello, muévalo suavemente un par de minutos.

- En la ducha, aplíquese agua caliente en el cuello durante unos minutos.

- Haga unos suaves ejercicios con el cuello, para mantener la flexibilidad y la movilidad. Los ejercicios debe realizarlos lentamente y con el mayor recorrido posible. No haga los ejercicios que le ocasionen dolor o incomodidad.

- No fuerce el cuello, sobre todo en extensión. Evite estas situaciones sobre todo al ver la televisión o quedándose dormido en mala posición en un sofá...

- Evite en el trabajo mantener el cuello flexionado durante períodos largos de tiempo. Al menos cada 45 minutos, cambie de posición con unos suaves ejercicios.

- Adapte la posición de la mesa, de la silla o del aparato que utilice, máquina, ordenador, etc., a una posición en la que tenga que flexionar el cuello lo menos posible.

- Evite llevar bolsas pesadas en las manos.

- Pasear sin llevar peso y la natación, son buenos ejercicios.

- Excepcionalmente, puede ser necesario recurrir al collarín cervical, para estabilizar la columna cervical. Debe ser recomendado por su médico.

- Si va a ser intervenido quirúrgicamente y tiene afectación de la columna cervical por la artritis reumatoide debe decírselo al anestesista, pues este hecho puede modificar el tipo de anestesia que utilice.

Puntos clave

- Evite la sobrecarga de las articulaciones.

- Vaya paso a paso. Poco a poco irá viendo sus necesidades y las adaptaciones más convenientes. Incorpore gradualmente estos métodos en sus actividades diarias.

- Sea flexible con sus labores de cada día. Debe cambiar algunas costumbres, pero la recompensa es que sus articulaciones van a doler mucho menos.

- Si necesita dispositivos de ayuda especiales, busque el consejo de un experto.

14

Cansancio

El cansancio es un síntoma común en los pacientes con artritis reumatoide. No sólo se quejan de cansancio los pacientes con artritis reumatoide, sino que también es un problema habitual en otras enfermedades reumáticas como el lupus eritematoso sistémico, el síndrome de Sjögren o la fibromialgia, y también en la población general sana. Más del 70% de la población, si se les pregunta, manifiestan encontrarse cansados por la mañana. Debe de ser un signo de estos tiempos.

El cansancio puede tener varias causas en la artritis reumatoide, aunque habitualmente se piensa que es debido a una combinación de factores físicos, trastornos del sueño y problemas emocionales.

Origen del cansancio en la artritis reumatoide

- Por la actividad de la enfermedad:

  - La enfermedad por sí misma.

  - Mal sueño por dolor nocturno.

  - Anemia importante.

- Por problemas asociados:

  – Problemas del sueño:

    - Insomnio.

    - Síndrome de piernas inquietas.

    - Síndrome de apnea del sueño.

  – Depresión o ansiedad.

  – Síndrome de Sjögren.

  – Fibromialgia.

- Sin motivo evidente.

- ***Por la artritis reumatoide.*** El cansancio puede deberse a la propia actividad inflamatoria de la enfermedad. La artritis reumatoide puede originar cansancio. Es lo más probable si su enfermedad está activa y no se ha logrado un control adecuado. Su médico le dirá, en función de los datos clínicos y analíticos, si su enfermedad está activa y puede ser la causa del cansancio.

  Si el cansancio se debe al mal control de los síntomas de la enfermedad lo adecuado es intentar conseguir un mejor control. También suele ayudar la toma de algún analgésico o antiinflamatorio al acostarse para disminuir el dolor nocturno y la rigidez matinal.

  El reposo mediante pequeñas siestas (media hora a media mañana y a media tarde) o periodos de descanso de 10 minutos cada hora, a menudo ayudan a devolver las fuerzas. Anticípese al cansancio y descanse antes de llegar a estar agotado. Le ayudará conocer sus propias capacidades para caminar, estar de pie o hacer las diversas actividades.

También, es bastante habitual que los pacientes con artritis reumatoide no tengan durante la noche un sueño reparador adecuado. Por ejemplo, los pacientes pueden tener el sueño alterado debido al dolor muscular o articular. Este patrón de interrupción del sueño (múltiples despertares durante la noche) puede originar cansancio por las mañanas. Cuando este es el caso, es mejor tratar directamente el dolor y el sueño mejorará.

* ***Por trastornos del sueño.*** Es muy importante para los pacientes con enfermedades dolorosas crónicas dormir y descansar bien. Un sueño no reparador mantenido en el tiempo puede hacer que sus dolores sean superiores a lo esperable, y otro tanto ocurre con el cansancio. Todas las personas con tendencia a dormir mal, o con cansancio durante el día, deberían seguir unas recomendaciones básicas para conseguir un buen sueño.

Además de las alteraciones del sueño debidas al dolor, son frecuentes los trastornos del sueño por un síndrome de piernas inquietas y/o calambres nocturnos (desasosiego importante en las piernas y contracciones musculares espontáneas) que alteran la cantidad y calidad del sueño. Algunos pacientes requieren medicaciones como el clonazepam (Rivotril®). Este fármaco tienen la capacidad de prevenir el espasmo muscular y fue desarrollado para tratar los ataques epilépticos; sin embargo, en unas dosis mucho más bajas, es útil para reducir el síndrome de piernas inquietas y los calambres nocturnos. Como su pariente el diazepam (Valium®), el clonazepam tiene actividad antiansiedad.

También, los trastornos del sueño se pueden deber a un síndrome de apnea del sueño. La apnea del sueño se sospecha en pacientes muy roncadores, que se duermen con facilidad durante el día o que se despiertan con sensación de falta de aire. Este problema requiere evaluación y tratamiento en una Unidad de Sueño

- ***Por otros problemas.*** También, el cansancio y los trastornos del sueño pueden ser una manifestación de un cuadro depresivo o ansioso, de estrés o de exceso de trabajo, o por la asociación de una fibromialgia o un síndrome de fatiga crónico. En estos casos, es más habitual el uso de otras medicaciones, como la amitriptilina (Triptizol®) o los fármacos contra la ansiedad. No use estos medicamentos, ni fármacos para el insomnio, sin indicación de su médico.

En todos los casos le será beneficioso seguir las recomendaciones que se dan a continuación.

PLAN GENERAL DE DESCANSO

Un plan de descanso eficaz debe incluir las siguientes medidas generales.

1. Sueño adecuado. Es importante realizar un descanso nocturno de entre ocho y diez horas para mantener su nivel de energía y su buen ánimo. El sueño también permite descansar a las articulaciones. Algunas veces una siesta por la tarde puede darle a sus articulaciones una oportunidad para reposar. Siga las siguientes normas para dormir mejor:

- Asocie la cama con dormir. No cene, vea la televisión, trabaje, ni fume en la cama.

- Puede echarse una siesta breve (media hora). Una siesta larga dificulta el sueño nocturno.

- Mantenga una hora regular de levantarse de la cama. No duerma demasiado, ni esté mucho tiempo en la cama.

- Si es incapaz de dormirse, es mejor levantarse y hacer algo que le resulte agradable, tranquilo y relajado. No esté en la cama empeñándose en dormirse ya.

- No tome cenas demasiado copiosas.

- No trabaje ni estudie después de cenar.

- La cafeína debe evitarse más allá de la comida y el alcohol debería evitarse después de la cena. Para algunas personas, un café o una copa son suficientes para alterar su sueño.

- El dormitorio debe ser silencioso, oscuro y confortable.

2. Relajación. Si puede relajarse, reducirá sus síntomas. Un cuerpo relajado implica que los músculos están relajados, aliviando parte del dolor que se asocia con las enfermedades reumáticas. Las técnicas de relajación o darse un paseo después de cenar también pueden ayudarle.

3. Ejercicio físico moderado. El ejercicio físico moderado realizado cada día mejora el sueño. El ejercicio intenso y el ejercicio nocturno lo dificultan. Haga ejercicio ligero, según sus posibilidades. Con ello aliviará su cansancio, mejorará su estado general, se relajará más y dormirá mejor.

Puntos clave

- Mejore en lo posible el control de la enfermedad.

- Mejore la calidad del sueño.

- Utilice técnicas de relajación.

- Haga ejercicio físico moderado.

- No use hipnóticos sin indicación de su médico.

15

Alimentación

Los reumatólogos siempre han mantenido que no hay dietas especiales que modifiquen la evolución de la artritis reumatoide. Sin embargo, se ha observado que algunas dietas pueden tener un ligero efecto beneficioso sobre la artritis, aunque este efecto suele ser modesto y de corta duración.

LA ESCASA UTILIDAD DE LAS DIETAS PARA EL CONTROL DE LA ENFERMEDAD

* ***Ácidos grasos poliinsaturados.*** En algunos estudios se ha constatado que los aceites de pescado contienen unas sustancias (ácidos grasos omega-3) que puede ser beneficiosas en la artritis reumatoide. Otro tanto ocurre con el ácido gamma-linoleico que se encuentra en algunos aceites vegetales. Son los llamados ácidos grasos poliinsaturados, que han demostrado sobre todo su utilidad para la prevención de la enfermedad cardiovascular. Los estudios para examinar los efectos de los ácidos grasos omega-3 en pacientes con artritis reumatoide han demostrado que producen una mejoría clínica ligera. Los pescados que contienen ácidos grasos omega-3 son los arenques,

caballa, salmón, atún, mújol y, en general, los pescados de agua fría. No es lo habitual, pero algunos médicos aconsejan el uso de suplementos dietéticos de aceite de pescado o vegetales, como tratamiento añadido al farmacológico habitual. La eficacia, como ya se ha dicho, es modesta, aunque parece ser real.

- ***Tolerancia oral.*** De modo simple, se basa en la idea, comprobada en modelos animales con artritis, de que la ingestión de algunas sustancias podrían hacer al organismo tolerante a esas estructuras o elementos propios contra los que su sistema inmune, de modo equivocado, está enfrentado (dejaría de reconocerlos como extraños). Hasta el momento, en personas con artritis reumatoide, sólo se ha probado con la ingestión de colágeno tipo II. Un estudio sugirió que el colágeno mejoraba los síntomas de los pacientes con artritis reumatoide, mientras otros estudios indican que los efectos del colágeno oral no son superiores a los del placebo. Por el momento, los beneficios del colágeno oral son inciertos. Estos experimentos usaron una forma de colágeno que se encuentra en el cartílago articular, por lo que el uso de cualquier otro tipo de colágeno no está apoyado por ensayos clínicos en pacientes con artritis reumatoide.

- ***Ayuno.*** Se ha visto que el ayuno alivia el dolor y la rigidez en los pacientes con artritis reumatoide, un efecto probablemente debido a la supresión del sistema inmune. Sin embargo, la reducción en la severidad de los síntomas es de corta duración. El ayuno obviamente no se puede mantener durante largos períodos de tiempo sin causar otros problemas de salud, y se pueden producir agudizaciones de la enfermedad tras al periodo de ayuno.

- ***Intolerancias a alimentos.*** Algunos investigadores han sugerido que la alergia a algún alimento podría intervenir en el origen de algunas artritis reumatoides. Algunos pacientes dicen que sus síntomas mejoran cuando eliminan ciertas comidas de su dieta, sugiriendo que una sensibilización o alergia a una comida pudiera contribuir a sus artritis.

- **Dieta vegetariana.** En un estudio, una dieta vegetariana estricta (vegan) sin gluten fue mejor para la artritis reumatoide que una dieta estándar. La dieta vegan consistió en verduras, raíces vegetales, nueces y frutas. La dieta contenía además alforfón, mijo, arroz, semillas de girasol, y leche de sésamo como aporte de calcio. Todos los pacientes siguieron con su tratamiento farmacológico habitual para la artritis reumatoide y recibieron además suplementos de vitamina B12 y selenio para evitar deficiencias alimentarias. No es fácil seguir una dieta de este tipo de modo continuado. En cualquier caso, el estudio demuestra que modificaciones en la dieta pudieran tener alguna utilidad en mejorar los síntomas de la enfermedad.

- **Vitaminas y minerales.** Algunas personas con artritis reumatoide pueden tener sobrepeso por la inactividad y por el tratamiento con corticoides. Estos pacientes se ha visto que tienen niveles más bajos que los normales de algunas vitaminas (piridoxina y folatos). Las personas con artritis reumatoide pueden tener también deficiencias en zinc, cobre y magnesio. Estas deficiencias son probablemente un resultado de la inflamación, más que su causa. No hay ninguna evidencia sólida de que tomar suplementos de zinc, magnesio u otros oligoelementos mejore la enfermedad.

- **Otros alimentos.** No hay datos científicos que apoyen la idea de que algunas comidas, como los tomates, patatas, berenjenas o pimientos, agraven la artritis. También se ha dicho que algunas comidas, como levadura de cerveza, sidra de manzana, miel, jenjibre, melazas de semilla de trigo, ajo, perejil... pueden mejorar la artritis; pero de nuevo, no hay ninguna evidencia que lo apoye.

LA VERDADERA IMPORTANCIA DE LA ALIMENTACIÓN

Los pacientes con artritis reumatoide deberían seguir una dieta que les permita mantener un peso razonable y que contenga suficiente cantidad de calcio y los aportes recomendados de vitaminas y minerales. Tales dietas son buenas no sólo para los enfermos con artritis reumatoide, sino para la salud de cualquier persona.

La Sociedad Española de Reumatología, en su información para pacientes dice: «Excepto en casos excepcionales, no hay ninguna dieta que modifique para nada el curso de la artritis reumatoide. Es evidente que la obesidad supone una carga adicional para las articulaciones de las caderas, de las rodillas y de los pies. Por este motivo es recomendable evitar el sobrepeso o adelgazar según los casos. La dieta típica mediterránea, rica en legumbres, ensaladas, aceite de oliva y pescado puede ser beneficiosa».

Una dieta sana y equilibrada le ayudará a controlar el peso y mantener un buen estado general de salud. El sobrepeso aumenta la carga en algunas articulaciones como las rodillas, caderas, tobillos y pies. Por el contrario, si se pierde peso, disminuye la carga en estas articulaciones y disminuye el dolor. Se ha visto que una pérdida de peso discreta (unos 5 kg), mantenida durante un período de 10 años, en mujeres con sobrepeso podía disminuir el riesgo de aparición de síntomas de artrosis de rodilla en un 50%. Es decir, pérdidas de peso discretas pueden conseguir grandes beneficios.

NORMAS GENERALES PARA PERDER PESO

La mayoría de las personas pueden perder peso siguiendo una dieta razonable y equilibrada, es decir, una dieta sana y practicando algún ejercicio suave. Hable con su médico para saber si necesita perder peso y decidir la mejor dieta posible para usted.

Si necesita perder peso, hay varias formas de mejorar sus hábitos dietéticos. Alguna de las siguientes estrategias posiblemente le sea útil. No hay remedios mágicos, aunque sí sencillos. Se trata de comer menos cantidad y hacer algo de ejercicio.

1. Disminuya la cantidad de comida que toma. Le pueden ayudar a comer menos cantidad los siguientes consejos.

- A menudo, la visión de la comida le «recuerda que tiene que comer». Conserve la comida fuera de la vista.

- No elabore platos abundantes cuyos restos haya que aprovechar posteriormente.

- Compre y cocine los alimentos en cantidades menores y procure que duren más. Mida el tamaño de sus porciones.

- Coma más despacio y saboree lo que toma.

- Coma sólo en horas determinadas. Intente no picar entre comidas.

- Fíjese unas metas realistas y no se desaliente si rompe la dieta ocasionalmente. Continúe con su plan de alimentación.

2. Practique más ejercicio. Pregunte a su médico por el ejercicio más adecuado y seguro para usted. Unos pocos minutos de ejercicio al día le ayudarán a quemar más calorías.

QUÉ SE ENTIENDE POR UNA DIETA SANA

Una dieta sana y equilibrada incluye abundancia de fruta fresca y de verduras, y una escasa cantidad de grasas y de sales. Las recomendaciones dietéticas para una alimentación sana incluye los siguientes consejos:

- ***Siga una dieta variada.*** El esfuerzo que supone cocinar, el dolor, el cansancio y algunos medicamentos, hacen que algunas personas con artritis reumatoide no se alimenten de un modo adecuado. Debe tomar todos los días alimentos de los cinco grupos principales. Estos cinco grupos son:

  - productos integrales (cereales y pan)

  - frutas

  - verduras

  - carne (ave, pescado y carne magra)

  - leche (leche desnatada o semidesnatada, yogur y queso).

- ***Coma más verduras, frutas e hidratos de carbono*** (pasta, judías y patatas). La fruta y las verduras proporcionan la fibra que ayuda al organismo a eliminar los residuos. Los alimentos con hidratos de carbono aportan energía.

- ***No tome demasiadas grasas ni colesterol.*** El exceso de grasas contribuye a la obesidad y aumenta la incidencia de enfermedades del corazón y de algunos tipos de cáncer.

- ***Evite el exceso de dulces.*** Los dulces aumentan el peso y no aportan demasiados nutrientes. Vigile el consumo de azúcar «oculta» en alimentos envasados y procesados.

- ***Controle el exceso de sal.*** El consumo excesivo de sal puede contribuir al desarrollo de hipertensión y a la retención de líquidos.

- ***Evite el consumo excesivo de alcohol.*** El alcohol contiene una elevada proporción de calorías «vacías» y puede interferir con los medicamentos que toma para la artritis. También puede «robar» al organismo vitaminas y minerales esenciales.

- ***Mantenga su peso ideal.*** Con un peso adecuado, la carga en sus articulaciones, corazón y sistema circulatorio será menor.

Puntos clave

- No hay ninguna dieta que «cure la artritis reumatoide».

- Siga una dieta sana. Es recomendable para todo el mundo.

- Mantenga un peso adecuado.

- Puede tener alguna utilidad aumentar el consumo de ácidos grasos omega-3, que se encuentran sobre todo en pescados de agua fría.

16

Terapias alternativas

Se puede definir la medicina alternativa como un «amplio campo de recursos que abarca los sistemas y modalidades de curar, con sus creencias y teorías, distintos de los sistemas de curación dominantes en una cultura o sociedad particular, en un momento histórico dado». Una definición más negativa sería «aquellas formas de curar que no están científicamente probadas, ni basadas en un pensamiento científico racional».

El término «medicina alternativa» implica conflicto con la medicina ortodoxa y científica; mientras que el término «medicina complementaria» sugiere una colaboración potencial entre ambas formas de tratamiento y no implica sustitución de la medicina oficial. En todo caso, hablamos en esta información de medicinas complementarias, que de ningún modo deben sustituir al tratamiento médico de eficacia comprobada.

Las terapias alternativas son atractivas para muchos pacientes porque las ven como seguras y naturales, y porque los tratamientos convencionales tienen una eficacia limitada (no curan del todo la enfermedad) y posibles efectos secundarios considerables. Sin embargo, las terapias alternativas son sacadas al mercado con promesas de eficacia no demostrada y algunas se ha visto que son peligrosas.

Es un hecho sorprendente que cuando hay un mayor conocimiento sobre el origen y los mecanismos de las enfermedades, y se dispone de tratamientos más eficaces, no disminuya, sino que se incremente el uso de las terapias alternativas. Todo parece indicar que el uso de estas terapias está muy extendido. Más del 40% de los adultos usan algún tipo de estas terapias. Su uso es aún más elevado en los que padecen enfermedades crónicas (en algunos estudios son usadas por más del 90% de los pacientes reumáticos). La mayoría de ellos no comentan con su médico el uso de este tipo de tratamientos.

El 80% de los pacientes que utilizan medicina oficial y complementaria consideran que la combinación de ambas es superior a cualquiera de ellas sola. La mayoría suelen visitar al médico primero. La razón fundamental para acudir a la medicina alternativa suele ser la falta de comunicación o mala relación médico-paciente. Los pacientes piensan que la medicina complementaria es especialmente útil para algunas enfermedades reumáticas como el dolor de espalda y la artritis.

El uso de un tipo u otro de terapias complementarias varía según los países y culturas, siendo los más utilizados los masajes, acupuntura, quiroprácticos, homeopatía, dietas, hierbas, pulseras de cobre, baños, peregrinaciones y oraciones, vitaminas y «remedios caseros» en general.

Lo que puede hacer la medicina complementaria
• Aliviar algunos síntomas, en especial el dolor, la rigidez y el estado de ánimo.

Lo que no puede hacer la medicina complementaria
• Sustituir los tratamientos médicos de eficacia probada.
• Curar la artritis reumatoide.
• Modificar la evolución de la enfermedad.
• Demostrar su eficacia de modo científico.

1. HIERBAS

Los tratamientos con hierbas son una de las formas más usadas de tratamiento alternativo para las enfermedades reumáticas. Sin embargo, este tipo de tratamientos presenta algunos problemas. Las preparaciones de hierbas no siempre contienen las cantidades de producto indicadas en la etiqueta y la cantidad de los ingredientes activos puede variar de un lote a otro. Muchos preparados de hierbas son preparaciones de la planta entera y la identidad de los ingredientes activos puede ser desconocida. Algunas preparados de hierbas se ha visto que contienen varios contaminantes, incluyendo plomo y cortisona. En fin, los estándares de control en la producción y calidad son con frecuencia bajos.

Algunas hierbas populares para el reumatismo son aloe vera, alfalfa, apio, ajo, diente de león, jengibre, perejil y prímula, entre otras. El herbalismo también suele dar importancia a la dieta y a la eliminación intestinal, basándose en la teoría de que la acumulación de productos tóxicos de deshecho causa la artritis. No hay evidencias de que su uso tenga alguna utilidad.

Se han examinado los efectos de la preparación Ayurvédica (medicina tradicional hindú) RA-1 y RA-11 en pacientes con artritis reumatoide, observándose que las preparaciones de estas hierbas proporcionaban alivio del dolor y mejoraban los signos objetivos de dolor e inflamación, comparado con el grupo control que tomó placebo (un preparado de aspecto semejante pero sin principio activo). Son necesarios más estudios para aclarar su utilidad real.

La planta *Tripterygium wilforddi* se ha usado en China para tratar diversas enfermedades autoinmunes. Un estudio doble ciego, controlado con placebo, demostró su eficacia en el tratamiento de pacientes con artritis reumatoide. Extractos de esta planta han demostrado actividad antiinflamatoria e inmunosupresora en modelos animales y en estudios de laboratorio.

Otros tipos de hierbas o plantas, como el jengibre, la corteza de sauce, los residuos no saponificables de aguacate/soja o los pinchazos con hojas de ortiga se han usado con mayor o menor éxito, al margen de la evidencia científica, para el tratamiento de la artrosis, pero no hay datos que avalen su utilidad en la artritis reumatoide.

La idea popular de que «natural» es igual a «sin peligro», tan frecuente en relación al tratamiento con hierbas, es falsa. Es importante destacar que algunas hierbas pueden causar hepatitis tóxica y probablemente otros efectos tóxicos, así como interacciones con otras medicinas. Dado que algunos de los tratamientos habituales para la artritis reumatoide, por ejemplo el metotrexate, pueden causar toxicidad hepática, es importante estar advertido de estas posibles complicaciones. Un problema añadido es que el conocimiento de las interacciones y efectos adversos de los hierbas es, con frecuencia, limitado; y aún más limitados son los conocimientos que los médicos tienen de ellos. Por todo ello, tenga cuidado con las hierbas.

Puntos clave

- Es posible que algunas hierbas tengan algún efecto antiinflamatorio y alguna utilidad en la artritis reumatoide.

- Las hierbas no están exentas de efectos secundarios, ni de interacciones con otros fármacos.

- Los controles de calidad, las dosis y los principios activos no están bien definidos.

- Utilice remedios de eficacia probada. Están en juego su salud y su dinero.

2. ACUPUNTURA

La acupuntura es una antigua técnica oriental que consiste en insertar agujas muy finas, que los acupuntores giran lentamente durante unos segundos, en diversos puntos específicos del cuerpo. Algunos terapeutas tratan sus agujas con hierbas; otros pasan corriente eléctrica por las agujas; otros usan láser acupuntura, que elimina el riesgo de infección. Aunque esta técnica no tiene una aceptación general por la medicina oficial, algunos estudios confirman que puede tener alguna utilidad. No está claro cómo, pero pudiera ser por liberación de endorfinas (sustancias opiáceas que produce el propio cuerpo).

Su utilidad parece ser superior para los dolores de espalda y de la artrosis. Cuando se ha usado la acupuntura para el tratamiento de enfermedades inflamatorias, como la artritis reumatoide, los resultados no han sido uniformes, no pudiéndose recomendar con los datos actuales el tratamiento con acupuntura de este tipo de enfermedades.

En general, los estudios encuentran que la acupuntura mejora el dolor de los pacientes; sin embargo, suelen fallar a la hora de demostrar que la acupuntura verdadera es superior a la falsa o simulada (realizada por alguien sin conocimientos de acupuntura y clavando las agujas donde le parece), lo que sugiere que el efecto beneficioso se debe al efecto placebo o bien a algún efecto específico de los pinchazos.

Puntos clave

- La acupuntura pudiera ser efectiva para controlar algún tipo de dolor, pero no para controlar la inflamación.

- Si se decide por el uso de esta técnica, vaya a un acupuntor titulado. Lo peor que le puede ocurrir es coger una infección seria.

- Utilice remedios de eficacia probada. Están en juego su salud y su dinero.

3. BAÑOS

Desde la antigüedad existe la creencia de que los baños (balneoterapia, terapia termal o terapia de Spa) tienen utilidad en el tratamiento de algunas enfermedades reumáticas. Estos tratamientos siguen siendo populares en Europa, sobre todo en los países donde el Estado o las aseguradoras asumen una parte considerable del coste.

La utilidad de los baños en el tratamiento de las enfermedades reumáticas no está muy aceptada entre los reumatólogos, ya que faltan estudios clínicos controlados que demuestren su eficacia. Otros factores que favorecen la controversia son el desconocimiento de sus mecanismos de acción y los costes relativamente altos (desplazamiento, hotel, días de trabajo perdidos...). Hay diversas modalidades.

- *Hidroterapia:* inmersión del cuerpo entero o parte de él en el agua termal.

- *Balneoterapia:* baños en agua mineral.

- *Terapia con lodo:* paquetes de lodo caliente aplicados sobre el cuerpo.

- *Peloterapia:* aplicación de «peloma» (barro mezclado con agua mineral) caliente sobre el cuerpo.

- *Talasoterapia:* baños en el mar.

No está claro el mecanismo de acción por el que pueden resultar beneficiosos los baños, aunque pueden estar implicados los siguientes: el efecto del calor, la absorción a través de la piel de algunos elementos minerales y, quizás, algunos efectos sobre el sistema inmune al aumentar la temperatura corporal. Probablemente, lo más importante sea el efecto del reposo, que puede producir una notable mejoría en los pacientes con artritis reumatoide, así como una disminución en el estrés de la vida diaria.

Algunos estudios han evaluado la eficacia de los baños en la artritis reumatoide. Los resultados se pueden resumir en que habitualmente hay mejoría en los parámetros clínicos, aunque esta mejoría no suele durar más de unos meses, y no hay mejoría en los parámetros de laboratorio (VSG, PCR...). No está claro qué tipo de baños es más eficaz. No se recomienda como tratamiento sustitutivo o único, sino asociado al tratamiento habitual.

La balneoterapia tiene pocos efectos secundarios. La mayoría están relacionados con la piel, sobre todo erupciones por hipersensibilidad a algún tipo de tratamiento. También, ocasionalmente, se han descrito infecciones. Un 5% presentan una reacción termal consistente en debilidad, aumento del dolor y pequeñas alteraciones en los análisis de sangre (elevación de la VSG y los leucocitos), que suele ocurrir en la primera semana y se resuelve en unos pocos días.

Puntos clave

- Los baños pueden ser útiles en la artritis reumatoide como tratamiento añadido al habitual.

- No está claro qué tipo de baños va mejor para la artritis reumatoide.

- No se pueden predecir los resultados.

- Utilice remedios de eficacia probada. Están en juego su salud y su dinero.

---

4. HOMEOPATÍA

La medicina oficial usa para curar sustancias de efecto contrario a los síntomas que se quieren curar (para curar la fiebre se usan productos antitérmicos, contrarios a la fiebre). La homeopatía como sistema de tratamiento deriva de una concepción distinta, «*similia similibus curantur*» (lo semejante es curado por lo semejante). Esto es, una sustancia que puede causar ciertos síntomas en los sanos, puede curar similares síntomas en el enfermo. Este principio ya fue reconocido por Hipócrates y Paracelso en la antigüedad, pero fue desarrollado como un sistema de tratamiento por S. Hahnemann a principios del siglo XIX, al observar que la corteza del árbol de la quina, usada para tratar las fiebres palúdicas, producía unos síntomas similares cuando era tomada por él.

Hahnemann descubrió que la potencia del efecto podía ser mantenida tras repetidas diluciones del principio activo. Los homeópatas creen que la curación se produce debido a la estimulación del proceso natural de curación por el organismo. Los síntomas son interpretados, en este contexto, como los esfuerzos curativos realizados por el cuerpo.

Los tratamientos homeopáticos han sido ampliamente usados en las enfermedades reumáticas. Los remedios son preparados a partir de plantas y otras fuentes en alcohol, se filtran y a partir de esta «tintura madre» se hacen las diluciones. Esta dilución extrema de las dosis ha originado mucha controversia científica. Es difícil sostener que la práctica ausencia de principio activo, por las sucesivas diluciones, pueda provocar ningún tipo de efecto. La teoría de que los remedios homeopáticos no transmiten química, sino información, es difícil de probar. La idea que defienden los homeópatas es que la sustancia disuelta deja una impresión en el agua, que es después replicada en el cuerpo. La seguridad y el simbolismo de estos remedios los hacen atractivos para muchas personas.

Recientemente, un estudio de tratamiento con homeopatía en la artritis reumatoide no encontró diferencias entre el placebo y la homeopatía en el tratamiento de las diversas variables estudiadas. En cuanto al tratamiento del dolor, su eficacia fue inferior al placebo.

Del mismo modo que se piensa que no es probable que los preparados homeopáticos tengan efectos terapéuticos, por la ausencia de principios activos debido a las sucesivas diluciones, tampoco es probable que tengan ningún efecto nocivo por sí mismos. Los efectos nocivos podrían derivarse de que este tipo de tratamientos pueden llevar a no seguir los tratamientos de eficacia comprobada o a la presencia de sustancias contaminantes, o añadidas, en los preparados homeopáticos.

Puntos clave

- No hay datos que avalen al tratamiento homeopático para el tratamiento de la artritis reumatoide.

- Utilice remedios de eficacia probada. Están en juego su salud y su dinero.

---

5. MASAJES

El masaje de una parte del cuerpo dolorida es una reacción instintiva y los pacientes suelen encontrar alivio temporal con ello. Otro tipo de manipulaciones como la osteopatía y la quiropraxia suelen ser más utilizadas para el dolor de espalda.

Los masajes son empleados frecuentemente, sobre todo en Europa, para el dolor de espalda. Todos los estudios realizados en este sentido presentan fallos metodológicos importantes. El masaje podría ser superior a no hacer nada y semejante a la estimulación eléctrica transcutánea (TENS), para el alivio del dolor.

Los masajes pueden ayudar a disminuir el dolor por sus efectos relajantes y el alivio de la contractura muscular. Los masajes son, sin duda, placenteros. Muchos pacientes con artritis reumatoide los usan de una u otra manera. Sin embargo, no hay datos sobre su utilidad en esta enfermedad. Pese a ello, los beneficios subjetivos que obtiene el paciente y la ausencia de efectos adversos, si se realizan de modo juicioso, nos hacen pensar que los masajes seguirán siendo usados por muchos pacientes.

Puntos clave

- Los masajes pueden ayudar a aliviar el dolor.

- Los masajes, sin duda, son placenteros.

- Los riesgos son escasos.

- Utilice remedios de eficacia probada. Están en juego su salud y su dinero.

---

6. OTROS TRATAMIENTOS COMPLEMENTARIOS

- ***Venenos.*** Aunque los venenos de las picaduras de algunos insectos reducen la respuesta inflamatoria e inmune en estudios de laboratorio, no hay datos en la actualidad que indiquen efectos beneficiosos de tratar con venenos la artritis reumatoide.

- ***Oxígeno hiperbárico y dimetilsulfoxido.*** Algunos estudios han encontrado efectos beneficiosos de estos tratamientos en los pacientes con artritis reumatoide. Son necesarios más estudios para definir esta posible eficacia.

- ***Láser.*** Pudiera aliviar algo los síntomas en algunos pacientes.

- ***Pulseras magnéticas e imantadores de agua.*** No hay estudios que demuestren que estos dispositivos tengan utilidad alguna en el tratamiento de la artritis reumatoide.

- ***S-adenosilmetionina*** **(SAMET).** Estudios preliminares sugieren que el SAMET pudiera reducir los síntomas de artritis reumatoide. Sin embargo, este preparado puede no ser recomendable para los pacientes con artritis reumatoide que toman metotrexate.

Puntos clave

- Utilice remedios de eficacia probada. Están en juego su salud y su dinero.

17

Actividad sexual

La actividad sexual es un aspecto importante en la vida de la mayoría de personas. Sin embargo, los pacientes con enfermedades reumáticas no suelen hablar con su médico de estos temas y los médicos tampoco suelen preguntar a sus pacientes sobre estas cuestiones íntimas.

La mayoría de enfermos con artritis reumatoide, sobre todo si el control de su enfermedad es bueno o aceptable, podrán llevar una vida sexual normal. Sin embargo, la artritis reumatoide puede afectar a la esfera sexual de aquellos pacientes más afectados por la enfermedad en varios sentidos.

1. La propia enfermedad. La inflamación articular y el cansancio que presentan los enfermos con la artritis reumatoide pueden alterar la actividad sexualidad. Un 50% de los pacientes con artritis reumatoide refieren pérdida del deseo sexual y el 60% se consideran insatisfechos con su vida sexual. El 85% de las mujeres y el 69% de los hombres con artritis reumatoide refieren que el grado de actividad de la enfermedad, el dolor y la inflamación articular son los factores más limitantes a la hora de iniciar las relaciones sexuales.

El deseo sexual puede estar disminuido. El dolor, el miedo al dolor y el cansancio pueden anular la libido. Incluso las personas con deseo y capacidad suficientes para iniciar o aceptar una relación sexual, es probable que estén de alguna manera limitados en la expresión de este deseo sexual. Las contracturas, deformidades y otras limitaciones pueden dificultar los tocamientos y los juegos eróticos que despiertan el deseo sexual. Posteriormente, estas limitaciones pueden afectar al coito. Esto es especialmente cierto en las mujeres con limitación de la movilidad de las caderas. La intensidad de los orgasmos no parece estar afectada; sin embargo, la duración de los juegos eróticos previos se suele acortar porque los pacientes desean alcanzar rápido el orgasmo, ya que la actividad sexual prolongada causa más dolor y cansancio.

2. *Medicamentos y disfunción sexual.* Algunas medicaciones usadas para tratar la artritis reumatoide pueden también afectar la función sexual.

Los corticoides en dosis altas (no son las habituales en la artritis reumatoide) se asocian con efectos adversos que pueden tener efectos sobre la sexualidad. Estos medicamentos no sólo alteran el aspecto físico de la persona, causando el aspecto característico, con la cara y cuello gruesos y delgadez de las extremidades, sino que también tienen efectos adversos psicológicos, como disminución del deseo sexual, depresión e incluso psicosis. No se asuste. Los corticoides en dosis bajas (las habituales en la artritis reumatoide) pueden conseguir una notable mejoría funcional y del estado general en aquellos pacientes que los precisen que, sin duda, afectará positivamente a su actividad sexual.

Aunque no parece ser frecuente, el metotrexate puede originar, sobre todo en los varones, disminución del deseo sexual e impotencia.

Los antidepresivos tricíclicos y los inhibidores selectivos de la recaptación de serotonina, usados para el tratamiento de una depresión, o un síndrome de fibromialgia asociados a la artritis reumatoide, también pueden disminuir el deseo sexual, que ya puede estar alterado por estos mismos problemas.

Los inmunosupresores pueden originar pérdida de pelo, que puede tener unos efectos negativos sobre la imagen de la persona, sobre todo en las mujeres.

3. Baja autoestima. En nuestra sociedad, especialmente en los modos de pensar más tradicionales, la sexualidad incluye la adopción del papel que se espera de hombres y mujeres. Para muchas personas estos papeles tradicionales, asociados a lo masculino o femenino, son muy importantes y la artritis puede interferir en las capacidades de atender estas demandas. La autoestima del paciente puede disminuir al no ser capaz de cumplir con las expectativas propias y con lo que piensa que otros esperan de él o de ella como hombre o mujer.

4. Problemas para la pareja. Como ya se ha dicho, las personas con artritis pueden tener disminuido el deseo sexual, con lo que la frustración sexual no es un problema tanto para el paciente como para su pareja. Además, el compañero sexual puede tener miedo de causar dolor u otros daños cuando mantiene relaciones sexuales del modo y con la frecuencia que desearía. La espontaneidad pasa a ser reemplazada por la conveniencia. Todo ello puede llevar a una menor satisfacción en la relación.

ESTRATEGIAS PARA MEJORAR LA ACTIVIDAD SEXUAL

Se aconseja explorar diversas formas de actividad sexual, así como diferentes posiciones para encontrar las más placenteras y cómodas, según las articulaciones afectadas.

Los pacientes se pueden beneficiar del uso de analgésicos o calor antes de la relación sexual para que el dolor y las molestias sean mínimos. Puede, así, ser recomendable cierta preparación para el sexo. La aplicación de calor húmedo durante 10 o 15 minutos, un baño o una ducha, pueden disminuir la rigidez que impide el movimiento. Los estiramientos pueden ayudar a hacer más flexibles los músculos. Los relajantes musculares en dosis bajas no parecen alterar la función sexual y pueden ser tomados una hora antes. Los analgésicos pueden ser de gran ayuda para permitir una relación sexual con menos limitaciones. Con la excepción de los analgésicos narcóticos, que pueden disminuir el deseo sexual, los analgésicos simples como el paracetamol se pueden usar con seguridad.

Se aconseja el tratamiento de la sequedad vaginal, en las pacientes que tengan asociado un síndrome de Sjögren, con lubricantes vaginales. Puesto que la deficiencia de estrógenos puede empeorar la sequedad vaginal en las mujeres postmenopáusicas, también pueden ser útil el uso de estrógenos locales, mediante cremas u óvulos, o por vía general.

La cirugía también debe ser considerada cuando las articulaciones están inmóviles. Las indicaciones para prótesis total de cadera son amplias y para muchos cirujanos ortopédicos es suficiente motivo el ser mujer joven con artritis y tener dificultades para las relaciones sexuales. Sin embargo, las personas con prótesis de cadera deberían evitar la separación exagerada de las caderas, porque puede ocurrir una dislocación de la misma. Después de la cirugía se recomienda a las pacientes evitar el coito durante 6 a 8 semanas, que es el tiempo que tarda en curar la cápsula interna que recubre la cadera.

Cuando la medicación es insuficiente y no se contempla la cirugía, se deben buscar posturas alternativas que puedan ser satisfactorias.

Los hombres con artritis pueden desarrollar impotencia. Con frecuencia es de origen psicológico y es debida al dolor, a los síntomas generales, a la limitación de la movilidad y a la ansiedad del paciente por el acto sexual. Si la disminución de deseo sexual o la impotencia aparecen tras el inicio del tratamiento con metatrexate, coménteselo a su médico, para valorar su sustitución por otro fármaco. El sildenafilo (Viagra®) está aprobado para la disfunción eréctil de origen orgánico y psicológico, y no hay contraindicaciones especiales para el uso de este fármaco en los pacientes con artritis reumatoide.

Si las cosas no van bien, unas sesiones con algún terapeuta especializado en cuestiones sexuales puede ser lo más recomendable, porque los problemas de relación con la pareja pueden limitar mucho más la actividad sexual que su artritis reumatoide.

USO DE ANTICONCEPTIVOS EN LA ARTRITIS REUMATOIDE

Es probable que, debido a la medicación que esté tomando, su médico le indique que no debe procrear o quedarse embarazada y le aconseje que use un método anticonceptivo eficaz. No parece haber problemas especiales para que los pacientes, de ambos géneros, con artritis reumatoide, usen cualquiera de los métodos anticonceptivos de eficacia probada, como anticonceptivos orales, ligadura de trompas, ligadura de conductos deferentes en el varón (vasectomía) o uso de preservativo.

Los anticonceptivos orales parecen tener un ligero efecto protector para la artritis reumatoide.

Puntos clave

- Hable abiertamente con su pareja. Los problemas con la pareja pueden limitar más las relaciones sexuales que su artritis reumatoide.

- Explore diferentes posiciones y métodos para su actividad sexual.

- El calor y unos ejercicios de estiramiento antes de la relación pueden mejorar su movilidad.

- Si es necesario, use analgésicos y relajantes musculares justo antes de la relación.

- Si no debe quedarse embarazada por la medicación que toma, use un método anticonceptivo eficaz.

18

Terapia psicosocial

Como muchas otras enfermedades crónicas, la artritis reumatoide origina al paciente sufrimiento físico y también psicológico. Este sufrimiento psicológico se suele manifestar en forma de estrés, ansiedad, angustia o depresión.

La identificación de factores de riesgo para estas alteraciones psicológicas es muy interesante para poder desarrollar estrategias preventivas y de tratamiento. Los mejores factores para predecir el desarrollo de un cuadro depresivo son la falta de confianza en sí mismo para enfrentarse a la enfermedad, el grado de incapacidad física y el número de factores estresantes en la vida diaria. En este tipo de pacientes sería en los que estaría, en principio, más indicada la puesta en marcha de intervenciones cognitivo-conductuales, aunque para cualquier otro también sean adecuadas.

INTERVENCIÓN COGNITIVO-CONDUCTUAL

Las intervenciones cognitivo-conductuales se basan en la idea de que el dolor y otros síntomas están influenciados no sólo por factores orgánicos o físicos, sino también por lo que el paciente piensa y su actitud ante la enfermedad. Esta forma de terapia pretende aliviar los síntomas y mejorar el estado de salud del paciente modificando sus pensamientos y su forma de afrontar los problemas asociados a la enfermedad. Las intervenciones de este tipo utilizadas en la artritis reumatoide incluyen al menos alguno de los siguientes componentes:

- Relajación.

- Estrategias de adaptación activa, como alternar periodos de actividad y descanso.

- Estrategias de adaptación cognitiva, como reconocer situaciones que anuncian pensamientos o hechos negativos y sustituirlos por otros más positivos, mayor autocontrol, desviación de la atención hacia otros temas, técnicas de resolución de problemas, desarrollo de actitudes positivas...

Con el ASMP (*Artritis Self-Management Programme*), un programa de educación cognitivo/conductual, se consiguen mejorías de un 20% en la reducción del dolor, un 30% de aumento de la confianza en sí mismo para adaptarse a las consecuencias de la enfermedad, y un 40% de reducción en las visitas al médico. Estas mejorías son añadidas o suplementarias a las conseguidas por el tratamiento con fármacos. Estos serían los objetivos de un programa de educación:

- Animar a la participación activa en los cuidados personales y en las decisiones del tratamiento.

- Reducir el dolor/depresión/ansiedad.

- Aumentar la confianza en uno mismo.

- Mejorar la capacidad de adaptarse y enfrentarse a una enfermedad crónica.

- Desanimar el uso de remedios de eficacia no probada.

- Promover el cumplimiento de los programas de tratamiento.

- Mejorar el estado de salud general.

- Fomentar una buena relación médico-paciente.

Actualmente, existen suficientes datos para afirmar que la terapia cognitivo-conductual es una ayuda eficaz en la artritis reumatoide, que permite reducir los trastornos psicológicos, la intensidad del dolor y el grado de discapacidad. Asimismo, contribuye a mejorar la función articular e incluso pudiera mejorar los marcadores analíticos de la enfermedad, como la VSG o PCR.

Sin embargo, al interpretar los resultados, hay que ser cautos en la atribución de beneficios de manera directa a los efectos de la terapia cognitivo-conductual, puesto que los mismos podrían ser el resultado de otros factores menos específicos. Por ejemplo, es posible que este tipo de intervenciones mejoren la adhesión del paciente al tratamiento médico. Otra posibilidad es que la mejoría se deba más al apoyo que implica la atención terapéutica que a los componentes que desarrolla el programa en sí.

Su eficacia parece ser superior cuando en la terapia se incluyen otros miembros de la familia (en especial la pareja). No está del todo claro qué componentes de la terapia son apropiados en cada caso o cuáles son los más eficaces en general. La educación por sí sola no parece mejorar la salud psicológica. Es necesario que en el programa se incluyan métodos de modificación del comportamiento y factores cognitivos como el aumento de la confianza en sí mismo para enfrentarse a la enfermedad. Los efectos parecen perderse con el paso del tiempo, por lo que podrían ser aconsejables técnicas de refuerzo periódicas.

CONSEJOS PARA RESPONDER POSITIVAMENTE A LA ENFERMEDAD

Ante cualquier acontecimiento de la vida se puede adoptar una actitud positiva o negativa, dependiendo de nuestra interpretación del hecho. Por ejemplo, ante la aparición de un dolor una actitud negativa es pensar que todo está mal, fuera de control y que no se va a solucionar; mientras que una actitud positiva puede ser considerarlo un aviso para sobrecargar menos esa articulación o pensar, lo más real y cierto, que ya vendrán días mejores. Otro ejemplo es el poema de Gloria Fuertes (*Poeta de Guardia. Minipoemas*), que parece que de dolores sabía bastante.

> *... Parece que han llamado...*
>
> *- Ah, ¿eres tú?*
>
> *... Pasa Dolor,*
>
> *toma una copa...*
>
> *(Qué vamos a hacer,*
>
> *por lo menos no estoy sola.)*

Un psicólogo le puede ayudar mucho en este campo. La Arthritis Society de Canadá da los siguientes consejos para responder de modo positivo a la artritis.

- Edúquese a sí mismo. Conocerse es la llave del autocontrol emocional y de la recuperación de la sensación de control sobre la artritis.

- Haga un esfuerzo, al levantarte cada mañana, por verse bien. Le ayudará a sentirse mejor.

- Tenga una actitud positiva. Esto no significa negar la existencia de la enfermedad. Significa no estar pensando todo el tiempo en los aspectos negativos de la misma y aprender a hacer más pequeños los hechos preocupantes de la enfermedad.

- Haga una lista con las actividades del día y llévelas a cabo, aunque sólo sean una o dos cosas. Una lista larga es una invitación al fallo y a la depresión. Ponga en la lista alguna cosa que realmente le guste hacer. La actividad borra la tristeza mejor que cualquier otra cosa.

- Tome el control de su vida. En lo posible, haga las cosas que quiera hacer y olvídese del resto. Comience a vivir su propia vida.

- Llévese bien consigo mismo. Permítase sentirse cansado y no se sienta culpable por las cosas que debería haber hecho y no ha podido hacer. Felicítese por lo que ha podido hacer. Haga cosas que le resulten alegres. Comience a tratarse mejor y a sentirse mejor consigo mismo.

- Piense en cosas que le hagan feliz. Busque las cosas bellas de la vida. Leer. Escuchar música. Hablar con la gente... La distracción hace menor el dolor.

- Aprenda a aceptar sus limitaciones. Acepte que ya no puede hacer todo lo que hacía antes y que va a ser un tipo diferente de madre, cónyuge o amigo.

- Descanse. El cansancio erosiona su capacidad de adaptación y le puede llevar a la depresión.

- Puede hacer un diario para «seguirle la pista» al dolor, al sueño y al cansancio. Si descubre las variables que provocan las fluctuaciones en su estado físico y psíquico, podrá tener más control sobre su vida.

- Si tiene la posibilidad, únase a un grupo de apoyo. En él podrá aprender comportamientos de salud positivos, consejos para enfrentarse a la enfermedad, volver a tener confianza en si mismo y encontrar ayuda en general.

APOYO SOCIAL

El apoyo social es el término usado para describir la asistencia práctica y el apoyo emocional que son proporcionados por otros en el entorno social. Los apoyos pueden venir de la familia, amigos, grupos de apoyo y de los profesionales de la salud.

Los pacientes que reciben un mayor apoyo social de familiares y amigos, en especial de su pareja, tienen mejor pronóstico y menor discapacidad. Los pacientes con artritis reumatoide casados parecen tener una menor progresión de la enfermedad que los que no tienen pareja.

Los familiares, a menudo tendrán que ayudarle en algunas actividades de la vida diaria como el transporte, las tareas de la casa, etc. La ayuda será más eficaz si comprenden cómo le está afectando la enfermedad. Algunos comentarios o frases (no haces nada, estás todo el día tumbado...) pueden ser especialmente molestos para personas sensibilizadas. El paciente también debe comprender lo que los familiares sufren y padecen con su enfermedad, y que ellos también están afectados indirectamente por la enfermedad. Todos los miembros de la familia están afectados cuando aparece una enfermedad crónica dentro de la unidad familiar.

Algunas manifestaciones clínicas, como el dolor, el cansancio o la depresión son más frecuentes en las personas que no cuentan con apoyo social. Disfrute de sus amigos, pueden ser una fuente importante de apoyo moral durante los periodos difíciles. Busque nuevos amigos, dentro de su comunidad, en los grupos de apoyo o, aunque sea, a través de Internet. Mucha gente se siente apoyado contando sus problemas y dudas a otras personas. No parece ser tan importante el número y el tipo de apoyo social como la percepción de estar apoyado, asistido y de tener apoyo disponible.

GRUPOS DE APOYO

Muchas personas con artritis han recibido ayuda y estímulo de los grupos de apoyo y autoayuda. Los pacientes valoran muy positivamente estos grupos y lo consideran como una de las mejores herramientas para hacer frente a su artritis. Los grupos de apoyo de más éxito suelen ser los dirigidos por personas con artritis.

En estos grupos, los pacientes pueden recibir información, charlas sobre la enfermedad, cursos de relajación... y, sobre todo, hablan unos enfermos con otros y se cuentan sus trucos e informaciones para hacer más llevadera la enfermedad en las cosas simples de cada día. También tienen algunos peligros, fundamentalmente, copiar las actitudes y aspectos negativos en lugar de los positivos, interferencias en los tratamientos (querer tomar lo mismo que otro que se encuentra mejor...), desánimo al ver a enfermos en peor estado...

Estos grupos de apoyo tienen un gran arraigo en el mundo anglosajón y mucho menor en nuestro medio, aunque comienzan a aparecer asociaciones de enfermos en ámbitos locales y provinciales. Estos grupos pueden tener una estructura oficial y organizada o bien ser un grupo informal, depender de un equipo médico o ser totalmente independientes. Se aconseja que haya alguna persona con conocimientos sobre la artritis y que pueda dar consejos al grupo sobre asuntos médicos.

Puntos clave
• Vigile su estado de ánimo.
• Mantenga una actitud positiva ante la enfermedad y la vida.
• Busque el apoyo de los suyos.
• Si puede, apúntese a un grupo de apoyo.

19

Decálogo para enfrentarse con éxito a la artritis reumatoide

Es posible que el libro le haya resultado un rollo intragable. Los temas científicos suelen serlo. Aunque no haya podido leer más allá de las diez primeras páginas, lea estas recomendaciones que le ayudarán a enfrentarse de una manera más eficaz a su enfermedad.

1. La artritis reumatoide no tiene «cura», pero se puede controlar. Igual que cualquier otra enfermedad crónica, no es probable que la enfermedad se cure o desaparezca. Pero sí es muy probable que, si sigue los tratamientos disponibles, se consiga un control adecuado de la enfermedad que le permita disfrutar de una vida prácticamente normal. Una cosa es no tener curación y otra muy distinta que no haya muchas cosas que hacer para estar lo mejor posible. Es muy distinto estar en una silla de ruedas que hacer una vida casi normal.

2. Ponga su enfermedad en manos de un reumatólogo. El reumatólogo es el profesional que tiene los conocimientos y habilidades necesarias para llevar a buen término su artritis reumatoide. Los tratamientos para controlar la enfermedad exigen conocimientos y experiencia en su manejo. Es necesario un diagnóstico temprano e iniciar pronto tratamientos eficaces.

3. No vaya de médico en médico por su enfermedad. Es frecuente al inicio de la enfermedad. Si tiene que ir de un médico a otro es muy probable que el problema no sea de los médicos, sino que existe una falta de aceptación de la enfermedad o su tratamiento, por parte del enfermo o su familia. Es importante que acepte su enfermedad, que asuma que tiene un problema. El que acepta la existencia del problema puede empezar a ponerle soluciones.

4. Cumpla el tratamiento indicado. Es muy importante que tome los medicamentos del modo que le ha indicado su médico. Hable con él si no tolera bien la medicación o no desea tomarla por otro motivo. Es absurdo engañar al médico y no tomar la medicación como se le ha indicado. Se está jugando el control de la enfermedad.

5. No confunda a los amigos con los enemigos. El enemigo es la artritis reumatoide. Los fármacos son sus mejores aliados para controlar la enfermedad. Para usted los medicamentos son una bendición. No tenga miedo a los fármacos, téngales respeto, como a buenos amigos. Tenga más miedo a la enfermedad que a las medicinas.

6. Participe, tenga una actitud activa en su tratamiento. Sin duda, el enfermo es el mejor observador de su enfermedad y puede proporcionarle al médico la mejor información sobre cómo van las cosas. No se trata de ser más listo que su médico por un artículo que leyó en no sé qué sitio de Internet o en la prensa, sino de darle la mejor información sobre su estado. No le pregunte al médico, por ejemplo, sobre la importancia de la regulación de la expresión de la Selectina-L por los antiinflamatorios, que al médico le importa poco y a usted nada. Interésese por aspectos concretos, como otras posibles opciones terapéuticas, qué medicinas puede dejar de tomar si se encuentra mejor, qué controles es necesario hacer, cómo notar la aparición de efectos adversos o qué debe hacer si se presentan...

7. Lleve una vida saludable. Fumar no es bueno para la artritis reumatoide. Procure mantener el peso adecuado. Haga una dieta variada. Haga ejercicio físico según sus posibilidades. El ejercicio físico es bueno para mantener la movilidad articular, para mantener la fuerza y el tono muscular, para estabilizar las articulaciones, y también para la salud mental.

8. Utilice remedios de eficacia probada. Evite las medicinas alternativas, aunque hay importantes diferencias entre unas y otras. Está en juego su salud y su dinero. Si utiliza estos remedios, úselos como complemento e informe a su médico. Nunca sustituya al tratamiento indicado por su médico, que es el que puede controlar la enfermedad.

9. Procure mantenerse activo. Llevar una vida laboralmente activa es bueno para la economía personal y familiar, y mejor aún para la salud mental. Mientras pueda, manténgase activo. Si tiene reconocida una minusvalía, intente conseguir trabajo más fácilmente amparándose en ella.

10. Vigile su estado de ánimo. La depresión y la ansiedad influyen de modo importante en el dolor, la sensación de estar bien y la capacidad funcional. Si su ánimo no está bien, no se va a sentir bien aunque la enfermedad esté bajo control. Hable con su médico y acepte las ayudas que le ofrecen en este sentido. Si su estado de ánimo flojea puede fortalecerse con la ayuda de un grupo de apoyo.

Todos estos consejos se resumen en dos:

- **Haga caso a las indicaciones de su médico.**
- **Utilice el sentido común.**

Bibliografía

ASTIN, J. A.; BECKNER, W.; SOEKEN, K.; HOCHBERG, M. C. y BERMAN B., *Psychological interventions for rheumatoid arthritis: a meta-analysis of randomised controlled trials.* Arthritis Rheum (Arthritis Care Res), 2002; 47: 291-302.

AVERY, R. K., *Vaccination of the immunosuppressed adult patient with rheumatologic disease.* Rheum Dis Clin North Am, 1999; 25: 567-84.

BRADY, T. J. y CONN, D. L., *Enhancing patient self-management in clinical practice.* Bull Rheum Dis, 2000; 49: n.º 9.

CORRAL, J., *Vida y opiniones de un reumático.* Editorial Guillomía. Madrid, 2002.

DICKENS, C. y CREED, F., *The burden of depression in patients with rheumatoid arthritis.* Rheumatology, 2001; 40: 1327-1330.

FUGH-BERMAN, A., *Herb-drug interactions.* Lancet, 2000; 355: 134-138.

GABRIEL, S., *Epidemiología de la artritis reumatoide.* Rheum Dis Clin N Am (ed Esp), 2001; 3: 1-15.

GALLOWAY, M. T. y JOKL, P., *The role of exercise in the treatment of inflammatory arthritis.* Bull Rheum Dis, 1993; 42: N.º 1: 1-4.

GOODSON, N. J.; WILES, N. J. y LUNT, M., *et al., Mortality in early inflammatory polyarthritis. Cardiovascular mortality is increased in seropositive patients.* Arthritis Rheum, 2002; 46: 2010-2019.

GRUPO GUIPCAR, *Guía de práctica clínica para el manejo de la artritis reumatoide en España*. Sociedad Española de Reumatología. Madrid, 2001.

GUIDELINES FOR THE MANAGEMENT OF RHEUMATOID ARTHRITIS, 2002 Update. American College of rheumatology subcommittee on rheumatoid arthritis guidelines. Arthritis Rheum, 2002; 46: 328-346.

HAMPTON, J., *Cómo vivir mejor con el reumatismo*. Publicación de ILAR (International League of Associations of Rheumatism), 1997.

HAVGEBERG, G.; ØRSTAVIK, R. E. y UHLIG, T., *et al., Bone loss in patients with rheumatoid arthritis*. Arthritis Rheum, 2002; 46: 1720-1728.

JANSSEN, N. M. y GENTA, M. S., *The effects of immunosupressive and anti-inflammatory medications on fertility, pregnancy and lactation*. Arch Intern Med, 2000; 160: 610-619.

KLIPPEL, J. H. y DIEPPE, P. A. (ed). *Rheumatology*. Mosby-Doyma Libros, S. A., Londres, 1995.

MAINI, R. N. y BCHIR, M. B., *Rheumatoid arthritis*. Patient information. UpToDate, 2002.

MARCUS, D. M., *Alternative medicine and the Arthritis Foundation*. Arthritis Rheum (Arthritis Care Res), 2002; 47: 5-7.

MIKULS, T. R. y SAAG, K. G., *Comorbilidad en la artritis reumatoide*. Rheum Dis Clin N Am (ed Esp), 2001; 3: 17-39.

NEWMAN, S. y MULLIGAN, K., *The psychology of rheumatic diseases*. Bailliere's Clin Rheumatol, 2000; 14: 773-786.

O'DELL, J. R. (ed). *Artritis reumatoide*. Rheum Dis Clin North Am (ed Esp), 2001; N.º 2.

PANUSH, R. (ed). *Terapias complementarias y alternativas en las enfermedades reumáticas*. Rheum Dis Clin North Am, 1999.

PANUSH, R. S.; MIHAILESCU, G. D.; GORNISIEWICZ, M. T.; SUTARIA, S. H. y WALLACE, D. J., *Sex and Arthritis*. Bull Rheum Dis, 2000; 49: N.º 7.

STEVENS, J. A. y OLSON, S. E., *Medidas para evitar las caídas en el domicilio*. Guía para ancianos. National Center for Injury Prevention and Control. Centers for Disease Control and Prevention. CHES. Octubre, 1999.

VAN DOORNUM, MCCOLL, G. y WICKS, I. P., *Accelerated atherosclerosis. An extraarticular feature of rheumatoid arthritis.* Arthritis Rheum, 2002; 46: 862-873.

Westby, M. D., *A health professional's guide to exercise prescription for people with arthritis: a review of aerobic fitness activities.* Arthritis Rheum (Arthritis Care Res), 2001; 45: 501-511.